JN298623

CBT 対策と演習
微生物学・免疫学

薬学教育研究会　編集

東京　廣川書店　発行

本シリーズ発刊の趣旨

　本シリーズは，CBTに対応できる最低限の基礎学力の養成をめざした問題集であり，予想問題集ではない．

　CBTでは平均解答時間は1問1分とされているが，解答時間が1分以上長くかかるもの，あるいは出題形式としては好ましくない"誤りを選ぶもの"も例外的に含まれている．これは，限られた紙面の中で，できるだけ多くの基本事項をより広く応用できるよう目指して作題されたからである．

　CBTの対策と演習という観点から，やや難題な問題も含むが，将来に向かって十分対応できるように，じっくりと学んでいただきたい．

まえがき

　薬学教育6年制を契機として,「知識及び問題解決能力を評価する客観試験—CBT (Computer-Based Testing)」が導入され, 4年次の終わりに実施される. これにより, 5年次から実施される参加型の実務実習を行えるだけの基礎的な知識を十分に備えた学生であるか否かを全国統一の基準で判定するのである.

　CBTは, 日本薬学会により作成された「薬学教育モデル・コアカリキュラム」に基づき1～4年次に学んだ知識を問うことになっている. 基礎的な内容ではあるが範囲が広く, 相応の準備は必須である.

　本書の内容は, モデル・コアカリキュラムのC8(4)小さな生き物たち, およびC10生体防御の範囲である. 通常の大学講義で言えば,「微生物学(含む感染症学)」および「免疫学」で学習する部分に相当する. C8(4)では, 細菌, 細菌毒素, ウイルス, 真菌, 原虫の基本的な性質および滅菌や消毒の概念を理解する. C10(1)および(2)では, 生体防御反応, 免疫担当細胞や組織, 分子レベルでの免疫システム, 免疫が関与する疾患, 免疫応答システムを学び, それを応用した予防接種や検査方法などについて理解する. C10(3)では, 様々な病原体により引き起こされる各種疾患の特徴を学び, さらにその予防法を理解する.

　微生物学や免疫学は生物系学問の1つであるが, 学生の中には, 生物系科目はとにかく暗記科目であると誤解し, いたずらに専門用語を覚えることに時間を浪費する者が少なくない.

　しかしながら広範囲に渡る多数の専門用語を何の関連性も理解せず全て暗記することは不可能である. 多様な生命現象を知るためには, 各種の現象やその用語を系統的に理解することが必須である.

　本書は単なるCBT問題集ではなく, CBTに対応できる能力を身に付けることを目標として編集されている.

　まず, 各SBOごとに五者択一の「問題」を用意した. 問題を解くことも大事であるが, それ以上に「重要事項」をよく読み, 知識の再確認および整理に

努めて頂きたい．

　さらに「問題」や「重要事項」でカバーしきれなかった事項については，確認問題を用意した．これらを通して各SBOで必要となる知識の幅を広めて頂きたい．中にはCBTとしてはやや難しい問題も含まれているが，これらは将来の薬剤師国家試験受験のための礎となるだろう．本書を活用して，しっかりと基礎固めを行い，CBT突破を目指して頂きたい．

　最後に，本書の出版を企画された廣川書店社長廣川節男氏，ならびに編集・執筆に際して大変お世話になった常務取締役廣川典子氏，野呂嘉昭氏，荻原弘子氏に深く感謝申し上げる．

平成21年10月

薬学教育研究会

目　次

第1章　小さな生き物たち ··· 1

1.1　総　論 ··· 1

SBO 1　生態系の中での微生物の役割について説明できる．　*1*
SBO 2　原核生物と真核生物の違いを説明できる．　*4*

1.2　細　菌 ··· 7

SBO 3　細菌の構造と増殖機構を説明できる．　*7*
SBO 4　グラム陽性菌と陰性菌，好気性菌と嫌気性菌の違いを説明できる．　*12*
SBO 5　マイコプラズマ，リケッチア，クラミジア，スピロヘータ，放線菌についてその特性を説明できる．　*16*
SBO 6　腸内細菌の役割について説明できる．　*18*
SBO 7　細菌の遺伝子伝達（接合，形質導入，形質転換）について説明できる．　*21*

1.3　細菌毒素 ··· 26

SBO 8　代表的な細菌毒素の作用を説明できる．　*26*

1.4　ウイルス ··· 32

SBO 9　代表的なウイルスの構造と増殖過程を説明できる．　*32*

1.5　真菌・原虫・その他の微生物 ··· 37

SBO 10　主な真菌の性状について説明できる．　*37*

1.6 消毒と滅菌 ··· *40*

 SBO 11 滅菌，消毒，防腐および殺菌，静菌の概念を説明できる． *40*

第2章 身体をまもる ·· *43*

2.1 生体防御反応 ··· *43*

 SBO 12 自然免疫と獲得免疫の特徴とその違いを説明できる． *43*
 SBO 13 異物の侵入に対する物理的，生理的，化学的バリアーについて説明できる． *45*
 SBO 14 補体について，その活性化経路と機能を説明できる． *48*
 SBO 15 免疫反応の特徴(自己と非自己，特異性，記憶)を説明できる． *50*
 SBO 16 クローン選択説を説明できる． *56*
 SBO 17 体液性免疫と細胞性免疫を比較して説明できる． *59*

2.2 免疫を担当する組織・細胞 ··· *64*

 SBO 18 免疫に関与する組織と細胞を列挙できる． *64*
 SBO 19 免疫担当細胞の種類と役割を説明できる． *67*
 SBO 20 食細胞が自然免疫で果たす役割を説明できる． *71*
 SBO 21 免疫反応における主な細胞間ネットワークについて説明できる． *76*

2.3 分子レベルで見た免疫のしくみ ··· *80*

 SBO 22 抗体分子の種類，構造，役割を説明できる． *80*
 SBO 23 MHCの構造と機能および抗原提示経路での役割について説明できる． *87*
 SBO 24 T細胞による抗原の認識について説明できる． *92*
 SBO 25 抗体分子およびT細胞受容体の多様性を生み出す機構(遺伝子再構成)を概説できる． *97*
 SBO 26 免疫系に関わる主なサイトカイン，ケモカインを挙げ，その作用を説明できる． *100*

目次　ix

第3章　免疫系の破綻・免疫系の応用 ……………………………………… 109

3.1　免疫系が関係する疾患 ……………………………………………………… 109

SBO 27 アレルギーについて分類し，担当細胞および反応機構を説明できる．*109*

SBO 28 炎症の一般的症状，担当細胞および反応機構について説明できる．*114*

SBO 29 代表的自己免疫疾患の特徴と成因について説明できる．*119*

SBO 30 代表的な免疫不全症候群を挙げ，その特徴と成因を説明できる．*124*

3.2　免疫応答のコントロール …………………………………………………… *129*

SBO 31 臓器移植と免疫反応のかかわり（拒絶反応，免疫抑制剤など）について説明できる．*129*

SBO 32 細菌，ウイルス，寄生虫などの感染症と免疫応答とのかかわりについて説明できる．*133*

SBO 33 腫瘍排除に関与する免疫反応について説明できる．*139*

SBO 34 △代表的な免疫賦活療法について概説できる．*141*

SBO 35 予防接種の原理とワクチンについて説明できる．*144*

SBO 36 主なワクチン（生ワクチン，不活化ワクチン，トキソイド，混合ワクチン）について基本的特徴を説明できる．*147*

SBO 37 予防接種について，その種類と実施状況を説明できる．*150*

SBO 38 △モノクローナル抗体とポリクローナル抗体の作製方法を説明できる．*153*

SBO 39 抗原抗体反応を利用した代表的な検査方法の原理を説明できる．*156*

第4章　感染症にかかる ………………………………………………………… *161*

4.1　代表的な感染症 ……………………………………………………………… *161*

SBO40 主なDNAウイルス（ヒトヘルペスウイルス，B型肝炎ウイルス）が引き起こす代表的な疾患について概説できる．*161*

- SBO 41 主な RNA ウイルス（A 型肝炎ウイルス，C 型肝炎ウイルス，インフルエンザウイルス）が引き起こす代表的な疾患について概説できる． *164*
- SBO 42 レトロウイルス（HIV, HTLV）が引き起こす疾患について概説できる． *170*
- SBO 43 グラム陽性球菌（ブドウ球菌，レンサ球菌，腸球菌）の細菌学的特徴と，それが引き起こす代表的な疾患について概説できる． *172*
- SBO 44 グラム陰性球菌（淋菌）の細菌学的特徴とそれが引き起こす代表的な疾患について概説できる． *180*
- SBO 45 グラム陽性桿菌（破傷風菌，ボツリヌス菌）の細菌学的特徴とそれが引き起こす代表的な疾患について概説できる． *182*
- SBO 46 グラム陰性桿菌（大腸菌，赤痢菌，サルモネラ菌，コレラ菌，腸炎ビブリオ菌，緑膿菌，レジオネラ菌）の細菌学的特徴とそれが引き起こす代表的な疾患について概説できる． *185*
- SBO 47 グラム陰性スピリルム属病原菌（ヘリコバクター・ピロリ菌）の細菌学的特徴とそれが引き起こす代表的な疾患について概説できる． *192*
- SBO 48 抗酸菌の細菌学的特徴とそれが引き起こす疾患について概説できる． *194*
- SBO 49 スピロヘータ，マイコプラズマ，リケッチア，クラミジアの微生物学的特徴とそれが引き起こす代表的な疾患について概説できる． *199*
- SBO 50 真菌（アスペルギルス，クリプトコックス，カンジダ）の微生物学的特徴とそれが引き起こす代表的な疾患について概説できる． *203*
- SBO 51 代表的な原虫，寄生虫の代表的な疾患について概説できる． *207*
- SBO 52 プリオン感染症の病原体の特徴と発症機序について概説できる． *210*

4.2 感染症の予防 *214*

- SBO 53 院内感染について，発生要因，感染経路，原因微生物，およびその防止対策を概説できる． *214*

索引 *219*

1　小さな生き物たち

1.1 ◆ 総　論

SBO 1
到達目標　生態系の中での微生物の役割について説明できる．

【生態系の中の微生物】

> 問題 1.1　生態系の中の微生物の役割に関する記述のうち，正しいものはどれか．
> 1　地球上に最初に誕生した生命は好気性細菌である．
> 2　生態系において微生物は消費者であり，物質循環の中心的な役割を果たしている．
> 3　窒素固定菌は空気中の窒素を固定してアンモニアを生成する．
> 4　環境中の汚染物質のうち天然物以外は微生物を利用しても除去できない．
> 5　病原微生物のほとんどは独立栄養生物である．

重要事項　**1）生命の誕生**

　　地球上の最初の生物は嫌気性の原核生物で，海中で誕生した．生物の誕生と大気中の酸素量の変化には大きな関わりがあり，オゾン層の形成に伴い紫外線が除去されるようになると，陸上植物が出現するようになった．年表のように生命は進化したが，人類の誕生ははるかに遅く，10 万年前とされる．

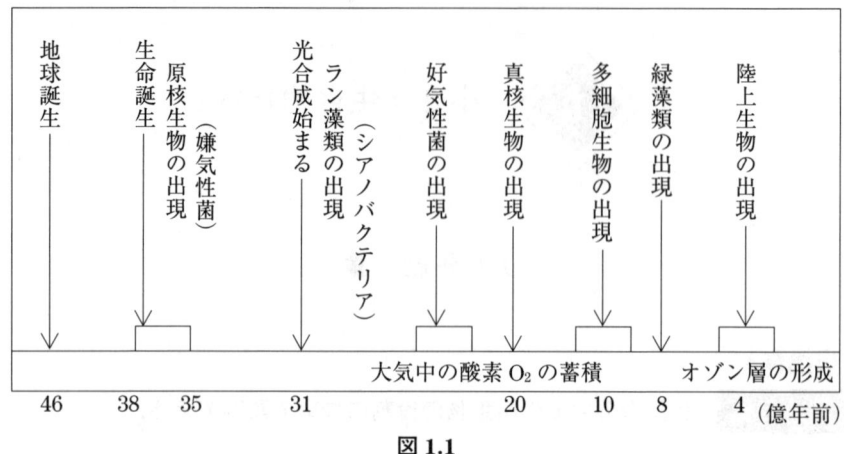

```
地球誕生    生命誕生  原核生物の出現  光合成始まる       好気性菌の出現  真核生物の出現  多細胞生物の出現  緑藻類の出現  陸上生物の出現
            (嫌気性菌)  (シアノバクテリア)
                       ラン藻類の出現
                                        大気中の酸素 O₂ の蓄積        オゾン層の形成
46         38    35    31              20         10        8         4    (億年前)
```

図 1.1

2) 生態系の中での微生物の役割

　微生物はあらゆる環境中に存在し微生物叢を形成している．生態系には生物圏と非生物圏がある．生物圏では生産者，消費者，分解者の順に栄養が受け渡され，三者は密接に関連しあって共存する．微生物は死んだ生物や排泄物を分解する分解者の役割を担う．分解物は無機物質や原子として，非生物圏（大気，水，土，岩，無機物）に蓄積し，この無機物や原子は植物の光合成によって生物圏に再び戻る．微生物の中でも化学的暗反応によって無機物から有機物を合成する独立栄養細菌は生産者でもある．多くの物質を分解，解毒できる微生物の機能を利用して環境浄化を行うことはバイオレメディエーションとよばれ，微生物が分解できない物質が環境汚染物質となる．

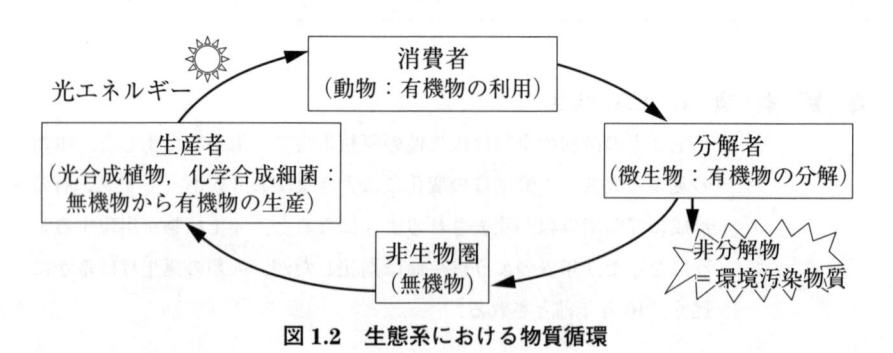

光エネルギー
消費者（動物：有機物の利用）
生産者（光合成植物，化学合成細菌：無機物から有機物の生産）
分解者（微生物：有機物の分解）
非生物圏（無機物）
非分解物＝環境汚染物質

図 1.2　生態系における物質循環

解答と解説

1 × 酸素のない地球に最初に誕生したのは嫌気性菌である．光合成により酸素が蓄積されるようになり，好気性細菌が出現した．

2 × 生態系においては生産者，消費者，分解者の3者の間でこの流れに沿って物質循環が行われている．微生物は分解者として重要な働きをもつ．

3 ○ 窒素固定菌により産生されたアンモニアを植物が利用する．

4 × 微生物はダイオキシンや農薬をはじめプラスチックや繊維など，人工に合成された物質も分解することができる．

5 × 独立栄養生物は無機物から光合成や化学的暗反応によってエネルギーを獲得して有機物を合成するものであり，生態系では生産者とよばれる．病原微生物のほとんどは有機物を自らは合成できず，栄養として摂取する従属栄養生物である．

正解 3

◆確認問題◆

次の文の正誤を判別し，○×で答えよ．

□□□ **1** 地球上の生命は陸上に誕生し，やがて海中にも生存するようになった．
□□□ **2** 大腸菌は空気中の酸素や二酸化炭素を利用してグルコースを産生する．
□□□ **3** 微生物を利用して，環境中の汚染物質の除去を行い，環境を修復する試みのことをバイオレメディエーションという．
□□□ **4** 地球上に存在する微生物の多くは病原性をもっている．
□□□ **5** 大腸菌は水道水の汚染指標となっている．

正解と解説

1 × 生物はまず海中で誕生し，ラン藻類などが光合成を行った結果，オゾン層が形成された．オゾン層により太陽光の紫外線が遮断されるようになって初めて地上に緑藻類が進出した．

2 × 無機物から有機物を合成する独立栄養細菌は硝化細菌や硫黄酸化細菌など一部の環境菌である．大腸菌などヒトに生息する細菌は，すべて従属栄養細菌である．

1. 小さな生き物たち

3 ○
4 × 地球上に存在する微生物の多くはヒトと共存するか，ヒトにとって有益な生物であり，感染症を起こす病原微生物はごくわずかである．
5 ○ 大腸菌は腸内細菌であり，環境にいるものは動物の糞便由来である．したがって，水道水の基準として大腸菌が検出されないこととなっている．

SBO 2

到達目標 原核生物と真核生物の違いを説明できる．

【原核生物と真核生物】

> **問題 2.1** 原核生物の記述のうち，正しいものはどれか．
> 1 代表的な生物は真菌である．
> 2 リボソームをはじめとする細胞小器官は存在しない．
> 3 核膜がなく環状 DNA は細胞質内に存在する．
> 4 細胞壁を有する微生物は原核細胞に分類される．
> 5 ミトコンドリアでエネルギー産生が行われている．

重要事項 生物は核膜をもたない原核生物と核膜をもつ真核生物に分けられる．原核生物と真核生物の特徴を表 2.1 にまとめた．

表 2.1

	原核生物	真核生物
代表的な生物	細菌，ラン藻類	真菌，原虫，植物，動物
大きさ	約 $1 \sim 10\ \mu m$	約 $10 \sim 100\ \mu m$
核	核膜をもたない．染色体は細胞質中にむきだした環状 DNA（核様体）として存在．ゲノム DNA 以外にプラスミドをもつ．	核膜をもつ．DNA は鎖状で，ヒストンタンパク質などと結合してクロマチンを形成し，核内に存在する．核小体（仁）がある．
転写と翻訳	細胞質内で行われる．	核内で転写，細胞質内で翻訳．
リボソーム	70S（50S + 30S）	80S（60S + 40S）

表 2.1 つづき

	原核生物	真核生物
リボソーム以外の細胞小器官	ない	ミトコンドリア，小胞体，ゴルジ体，リソソーム等がある
エネルギー生産系	細胞質膜で行われる	ミトコンドリアで行われる
増殖分裂	二分裂	有糸分裂，減数分裂
細胞壁	主にペプチドグリカン	植物：主にセルロース 真菌：主にキチン，マンナン，β-グルカン 動物：細胞壁はない
細胞膜	リン脂質二重層．ステロールは含まない	動物：コレステロール 真菌：エルゴステロール

解答と解説

1 × 真菌は核膜を有する真核生物である．
2 × 細胞小器官の中で，リボソームは原核生物にも存在する．他の小器官は存在しない．
3 ○ 原核細胞には核膜が存在しないため，DNA はむき出しのひものような状態で核様体として細胞質に存在する．
4 × 真核生物の真菌や植物も細胞壁を有する．細菌の細胞壁の主成分はペプチドグリカンである．例外として，マイコプラズマには細胞壁がなく，クラミジアおよび一部のリケッチアの細胞壁の主成分はペプチドグリカンではない．
5 × 原核生物にはミトコンドリアは存在しない．エネルギーは細胞膜上で産生される．

正解 3

◆確認問題◆

次の文の正誤を判別し，○×で答えよ．
□□□ 1 核膜をもたない生物を原核生物という．
□□□ 2 真核生物のリボソームは 80S の大きさをもつ．
□□□ 3 真菌の細胞膜にはコレステロールが含まれる．
□□□ 4 真菌の細胞壁の主成分はペプチドグリカンである．

1. 小さな生き物たち

☐☐☐ **5** 原核細胞では染色体とは別のプラスミドという環状 DNA が存在することがある．

正解と解説

1 ○ 核膜をもたない点は原核生物の大きな特徴である．

2 ○ 真核細胞のリボソームは 80S，原核生物は 70S リボソームである．

3 × 真菌にはコレステロールはなく，代わりにエルゴステロールがある．

4 × 真菌の細胞壁の主成分はキチン，β-グルカン，マンナン等である．抗真菌薬のミカファンギンは β-グルカン合成阻害薬として，真菌の生育を抑制する．

5 ○ プラスミドは自己複製できる環状 DNA である．原核生物の生育に必須の遺伝子は染色体上にコードされている．プラスミドには薬剤耐性遺伝子や，毒素遺伝子などが存在している．

1.2 ◆ 細 菌

SBO 3
到達目標 細菌の構造と増殖機構を説明できる．

【細菌の構造】

> **問題 3.1** 細菌の構造について誤っている記述はどれか．
> 1　莢膜を産生する細菌の病原性は低下していることが多い．
> 2　芽胞を形成するのはグラム陽性菌に限られる．
> 3　細菌はすべて単細胞である．
> 4　細菌の細胞壁の主成分であるペプチドグリカンの糖鎖は N-アセチルムラミン酸に N-アセチルグルコサミンが $\beta(1 \rightarrow 4)$ 結合したものである．
> 5　細菌の細胞膜はヒトの細胞にみられるのと同様，脂質二重層の構造である．

重 要 事 項　細菌の構造は基本的には図3.1の模式図のとおり，細胞質を細胞膜が包み，その外部を細胞壁が覆っている．一部の細菌は細胞壁の周囲に莢膜を産生する．

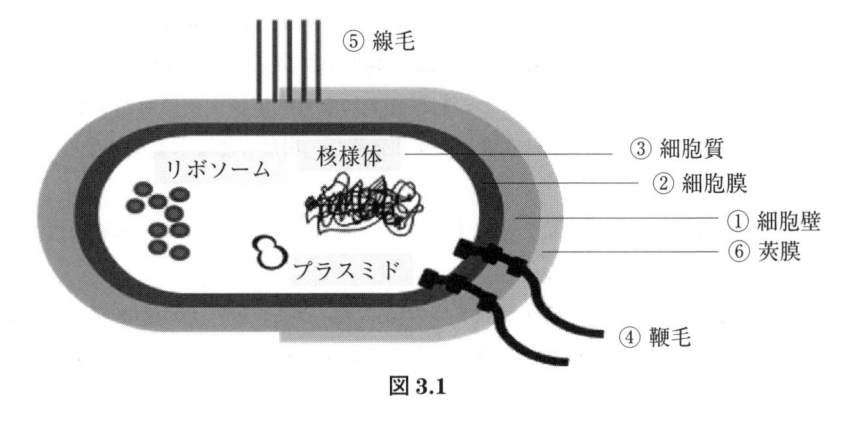

図 3.1

① 細胞壁：ペプチドグリカンが主成分である．物理的強度をもち，細胞内の高い浸透圧や外部環境の変化から細菌細胞を保護する役割をもつ．グラム陰性菌の細胞壁の外膜にはリポ多糖（LPS）が存在する．LPSには抗原性があり，O抗原とよばれる．マイコプラズマは細胞壁をもたない．

② 細胞膜：細胞膜は脂質二重層からなる．細菌は細胞小器官をもたないため，物質輸送やエネルギー転換など細胞膜が生命維持のための重要な働きをしている．

③ 細胞質：細胞質にはタンパク質合成の場であるリボソームが多数存在し，二本鎖環状DNAも繊維状のかたまり（核様体）として存在する．

④ 鞭毛：運動器官として鞭毛を有する菌は多い．エネルギーを使って鞭毛を回転させて移動する．抗原性をもちH抗原とよばれる．

⑤ 線毛：菌体表面に直線的に突き出している繊維状の構造を線毛という．線毛には宿主細胞に付着するための付着線毛と接合に必要な性線毛（接合線毛）がある．

⑥ 莢膜：菌体の最外層に粘度の高い多糖体やタンパク質からなる莢膜を産生するものがある．莢膜は病原性に関与し，肺炎球菌などでは莢膜を産生するS（smooth）型菌は病原性をもつが，産生しないR（rough）型菌は病原性が弱い．莢膜抗原はK抗原といわれる．

⑦ 芽胞：生育条件が悪くなった時，グラム陽性桿菌の*Bacillus*属や*Clostridium*属が形成する．休眠型，耐久型ともいわれ，堅牢な芽胞殻 spore coat に覆われているため，高温や乾燥，消毒薬や紫外線などの物理化学的な外的環境変化に対して抵抗性をもつ．生育環境が整うと発芽し，増殖可能な栄養型となる．

解答と解説

1 ×　莢膜を産生する細菌では産生しない菌に比べ病原性は高くなる．

2 ○　芽胞を形成するのはグラム陽性桿菌の*Bacillus*属（炭疽菌，セレウス菌など）と*Clostridium*属（破傷風菌，ボツリヌ

ス菌，ウェルシュ菌，ディフィシル菌など）である．
3　○　細菌は単細胞である．
4　○　ペプチドグリカンはこの糖鎖にさらにペプチドが結合，縦糸と横糸が網目構造になっており，強度を保っている．
5　○

正解　1

【細菌の増殖機構】

問題 3.2　細菌の増殖機構について，正しい記述はどれか．
1　細菌は有糸分裂を行う．
2　世代時間とは細菌数が元の数の10倍になる時間をいう．
3　通常の培地中では細菌は指数関数的に無限に増殖し続ける．
4　大腸菌は生育が遅く，世代時間は18時間以上の場合がある．
5　細菌の増殖時における誘導期とは細菌が培地に接種されて，新しい環境に適応するまでの時間を意味する．

重要事項　細菌の増殖は1つの親細胞の中で染色体DNAが複製され均等に分配された後，隔壁ができ親細胞と全く同じ2個の娘細胞になる二分裂という形で行われる．細菌の生菌数と培養時間の関係は図3.2に示す増殖曲線を描く．

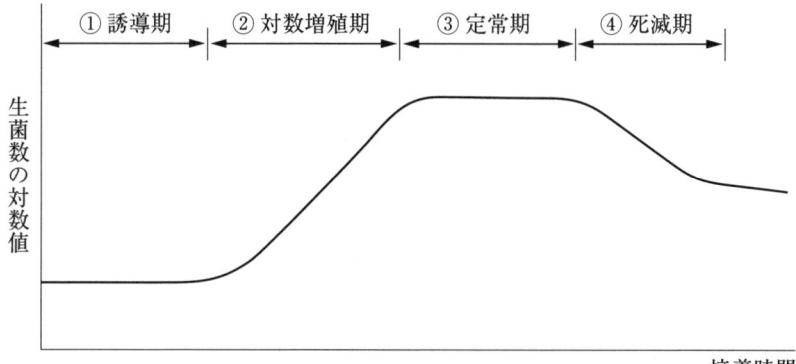

図3.2

① 誘導期（適応期）：細菌を新しい培地に接種するとしばらく増殖が起こらない時間がある．この誘導期は新しい環境に適する遺伝子の発現などを行う準備期間である．

② 対数増殖期：細菌が二分裂を繰り返し，指数関数的に菌数が増加する期間である．この時期，1回の分裂に要する時間（細菌数が2倍に増える時間）を世代時間という．大腸菌では20分程度，増殖の遅い結核菌で18時間程度である．

③ 定常期（静止期）：培地の栄養が乏しく，培地のpHも酸性に偏り，有害な代謝物の蓄積により増殖が低調になり，死滅する菌も出てくる時期．

④ 死滅期：生育環境の悪化により，細菌は溶菌酵素を産生して溶菌する．死滅する菌数は対数（指数）関数的に減少していく．

細菌の増殖には栄養因子として炭素源，窒素源，無機塩（カリウム，カルシウム，リン，硫黄，その他微量元素），ビタミンなど生育因子が必要である．炭素源としてグルコースなどを必要とするものは従属栄養細菌とよばれ，腸内細菌や病原細菌はすべてこれに属す．一方，無機塩と炭素源として二酸化炭素のみで菌体成分を合成できる細菌は独立栄養細菌とよび，環境菌に見られる．その他に，温度，水，pH，酸素分圧，イオン強度（浸透圧）なども増殖に影響を与える．

解答と解説

1　×　細菌は二分裂を繰り返し増殖する．放線菌は例外で，菌糸の伸長と分岐，断裂により増殖する．

2　×　世代時間は対数増殖期において，細菌数がもとの数の2倍になる（1回分裂する）のに要する時間である．

3　×　細菌は増殖を始めるといずれ栄養不足から増殖は頭打ちとなり，これ以上増殖しない定常期を経て，有毒な代謝物が蓄積していくため，死滅する死滅期を迎える．

4　×　大腸菌の世代時間は20分程度といわれる．一方結核菌の増殖は遅く，世代時間は18時間以上となる．

5　○　誘導期には新たな環境に必要な遺伝子の発現を行う準備期間であり，増殖は見られない．

正解　5

【細菌の構造と増殖機構】

> **問題 3.3** 細菌細胞について,正しい記述はどれか.
> 1 細菌のリボソームは小胞体に結合して存在している.
> 2 プラスミドを排除すると細菌の増殖は止まる.
> 3 芽胞形成菌の栄養型は薬品や紫外線やγ線など物理化学的変化に対し抵抗性をもつ.
> 4 ヒトに感染する菌の至適温度はヒトの体温に近い.
> 5 肺炎球菌のR型菌は莢膜を産生する菌で病原性をもつ.

解答と解説
1 × 細菌には細胞小器官である小胞体はないので,リボソームは細胞質中に浮遊して存在する.
2 × 細菌の生育に必要な遺伝子はすべて染色体DNAにある.プラスミドを排除しても通常の培地なら菌は生育できる.
3 × 生育環境が整うと芽胞は発芽し,栄養型になるが,これは通常の細菌と同程度の抵抗性しか示さない.
4 ○ 細菌の生育には温度も重要な条件となる.ヒトに感染する菌は37℃前後で最も良く生育するものが多い.
5 × 莢膜を産生する菌は表面がなめらかなコロニーを形成するのでS(smooth)型菌と呼ばれ,病原性も高い.

正解 4

◆確認問題◆

次の文の正誤を判別し,○×で答えよ.
- □□□ 1 好塩菌とは生育に食塩NaClを必要とする菌である.
- □□□ 2 細胞壁合成阻害薬は増殖の止まった定常期の細胞には殺菌効果が減少する.
- □□□ 3 ペプチドグリカンに含まれるのは糖鎖のみである.
- □□□ 4 細菌細胞膜の機能として,リボソームの合成がある.
- □□□ 5 細菌は形態から球菌,桿菌,らせん菌の3つに大きく分類される.

正解と解説

1 ○ 食塩があると生育が良い菌を好塩菌といい,腸炎ビブリオなどがある.15%以上の食塩存在下でも生育できるブドウ球菌などは耐塩菌である.

2 ○ 定常期にはペプチドグリカン合成はほとんど行われなくなるので,この時期は殺菌効果が減少する.

3 × ペプチドグリカンは,糖鎖を縦糸,ペプチド鎖を横糸とし,縦糸と横糸が結合して安定な網目構造を取っている.

4 × 細菌細胞膜には様々なタンパク質が埋め込まれ,呼吸,酸化的リン化,能動輸送,ペプチドグリカンの合成や,タンパク質の分泌,DNA合成の補助など生命活動に重要な機能を行っている.

5 ○ ブドウ球菌(球菌),大腸菌(桿菌),ビブリオ(らせん菌)が代表例である.

SBO 4
到達目標 グラム陽性菌とグラム陰性菌,好気性菌と嫌気性菌の違いを説明できる.

【細菌の細胞壁成分】

> 問題 4.1 正しい記載はどれか.
> 1 グラム陽性菌の細胞壁は,細胞膜の外側に何層にも重なったキチン層からなっている.
> 2 グラム陽性菌であるブドウ球菌の細胞壁には,抗原として作用するMタンパク質がある.
> 3 グラム陰性菌の外膜は,ペプチドグリカンとミコール酸からなる.
> 4 グラム陰性菌の外膜は,リン脂質とリポ多糖(LPS)を含む脂質二重層である.
> 5 グラム陰性菌の外膜に含まれる N-アセチルムラミン酸は内毒素である.

1.2 細菌

重要事項 グラム陽性菌と陰性菌の細胞壁成分の違い

グラム陽性菌の細胞壁は厚いペプチドグリカン層とタイコ酸以外にMタンパク質（レンサ球菌），プロテインA（黄色ブドウ球菌），ミコール酸（結核菌）などを含む場合がある．陰性菌の細胞壁は薄いペプチドグリカン層と外膜（リン脂質，リポ多糖，リポタンパク質，ポーリン）からなる．外膜と細胞質膜の間はペリプラズムと呼ばれる隙間が存在する．リポ多糖は脂質（リピドA）と多糖が結合した構造で，リピドAは内毒素，多糖部分はO抗原となる．

表 4.1

構成成分	グラム陽性菌	グラム陰性菌	
ペプチドグリカン層	厚い	薄い	
タイコ酸	ある	ない	
リン脂質	ない	ある	外膜
リポ多糖（LPS）	ない	ある	
リポタンパク質	ない	ある	
ポーリン	ない	ある	

解答と解説

1　×　グラム陽性菌の細胞壁はペプチドグリカンである．キチンは真菌の細胞壁成分である．

2　×　Mタンパク質はレンサ球菌の型抗原として作用するタンパク質である．

3　×　ミコール酸は結核菌の細胞壁に含まれる．

4　○　外膜成分として，リン脂質とリポ多糖（LPS）を含み，それ以外にもリポタンパク質やタンパク質（ポーリン）を含む．

5　×　グラム陰性菌に含まれるリポ多糖のリピドA部分が内毒素である．

正解　4

1. 小さな生き物たち

【細菌の増殖因子（酸素）】

> **問題 4.2** 正しい記載はどれか．
> 1 好気性菌は，発酵によってエネルギーを獲得する．
> 2 偏性嫌気性菌は，活性酸素を消去する酵素やシトクロム系酵素群をもたない．
> 3 通性嫌気性菌は，酸素のない環境では呼吸によってエネルギーを獲得する細菌である．
> 4 微好気性菌は，5%程の少ない酸素濃度では増殖できない．
> 5 微好気性菌の増殖に二酸化炭素は必要ない．

重要事項　細菌の増殖と酸素

細菌は，増殖における酸素の要求性で，以下のように分類される．

偏性好気性菌：好気的呼吸によりエネルギー代謝を行う．増殖に酸素を必要とする（結核菌や緑膿菌など）．

偏性嫌気性菌：発酵によりエネルギー代謝を行う．活性酸素を消去する機構をもたないため，酸素存在下では増殖できない（破傷風菌やボツリヌス菌など）．

通性嫌気性菌：呼吸または発酵によりエネルギー代謝が可能なため，酸素の有無にかかわりなく増殖できる（大腸菌，ブドウ球菌やレンサ球菌など）．

微好気性菌：5%程の低酸素濃度で活発に増殖する（カンピロバクターやヘリコバクター）．

解答と解説
1　×　好気性菌は呼吸によってエネルギーを獲得する細菌である．
2　○　偏性嫌気性菌は活性酸素を消去する酵素類をもたないので，酸素存在下では増殖できない．
3　×　通性嫌気性菌は，酸素のない環境では発酵によって，酸素がある環境では呼吸によってエネルギーを獲得する細菌である．
4　×　微好気性菌の増殖は酸素濃度5%程が最適である（大気酸

素濃度は約 20％）．
5　×　二酸化炭素はすべての細菌の増殖に必須である．

正解　2

【グラム陰性菌の細胞壁】

> 問題 4.3　正しい記載はどれか．
> 1　グラム染色法によって青紫色に染まるのはグラム陰性菌である．
> 2　グラム陰性菌のリポ多糖（LPS）は菌体の抗原性を決めている．
> 3　グラム陰性菌の細胞壁はタイコ酸を含む．
> 4　グラム陰性菌のペプチドグリカンは D-アミノ酸や N-アセチルグルコサミンを含まない．
> 5　グラム陰性菌は，細胞膜（内膜）と核膜の間にペリプラズム層をもつ．

解答と解説　1　×　グラム染色法によって青紫色に染まるのは，グラム陽性菌である．グラム陰性菌は，サフラニン対比染色により赤色に染まる．
　　　　　　2　○　LPS の脂質部分（リピド A）は内毒素，多糖部分は，抗原性があり O 抗原と呼ばれている．
　　　　　　3　×　タイコ酸はグラム陽性菌の細胞壁に含まれる成分である．グラム陰性菌にはない．
　　　　　　4　×　グラム陽性菌と陰性菌のペプチドグリカンはともに，D-アミノ酸と N-アセチルグルコサミンを含む．
　　　　　　5　×　グラム陰性菌は内膜と外膜との間にペリプラズム層をもつ．

正解　2

◆確認問題◆

次の文の正誤を判別し，○×で答えよ．
　□□□　1　大腸菌は，グラム陽性菌である．

16　1. 小さな生き物たち

□□□　2　メチシリン耐性黄色ブドウ球菌（MRSA）は，グラム陰性菌である．
□□□　3　ペプチドグリカンの糖鎖は N-アセチルムラミン酸と N-アセチルグルコサミンが交互に β-1,4 グリコシド結合した構造である．
□□□　4　細胞壁表層のタンパク質抗原を H 抗原とよぶ．
□□□　5　グラム陽性菌特有の細胞壁成分はタイコ酸，グラム陰性菌はリポ多糖である．

正解と解説

1　×　大腸菌はグラム陰性の通性嫌気性桿菌である．
2　×　メチシリン耐性黄色ブドウ球菌（MRSA）は，グラム陽性通性嫌気性菌である．
3　○　ペプチドグリカンの糖鎖は N-アセチルムラミン酸と N-アセチルグルコサミンが交互に β-1,4 グリコシド結合した構造である．
4　×　H 抗原は鞭毛抗原，K 抗原は莢膜抗原，O 抗原はリポ多糖抗原である．
5　○　タイコ酸はグラム陽性菌特有，リポ多糖はグラム陰性菌特有の成分である．

SBO 5
到達目標　マイコプラズマ，リケッチア，クラミジア，スピロヘータ，放線菌についてその特性を説明できる．

【マイコプラズマ，リケッチア，クラミジア，スピロヘータ，放線菌の特性】

> 問題5.1　正しい記載はどれか．
> 1　肺炎マイコプラズマの治療に β-ラクタム系の細胞壁合成阻害薬が有効である．
> 2　発疹チフスリケッチアは，細菌ろ過器を通過する．
> 3　オウム病クラミジアは，ATP の供給を宿主に依存する細胞寄生性細菌である．
> 4　梅毒トレポネーマは，人工培地で培養することができるスピロヘータである．
> 5　ノカルジアは，ヒトの肺や皮膚に感染症を引き起こす真菌類である．

重 要 事 項

表 5.1 一般細菌とマイコプラズマ, リケッチア, クラミジアの比較

	一般細菌	マイコプラズマ	リケッチア	クラミジア
遺伝情報としての核酸	DNA	DNA	DNA	DNA
増殖様式	二分裂	二分裂	二分裂	二分裂
細胞壁	+	−	+	+[1]
タンパク質合成系	+	+	+	+
エネルギー産生系	+	+	+	−
無細胞培地での増殖	+	+	−	−

[1] ただしペプチドグリカンは存在しない.

解 答 と 解 説

1　×　マイコプラズマは細胞壁をもたないので, 細胞壁合成阻害薬は全く無効である.

2　×　リケッチアは, 細菌ろ過器を通過しないが, 一般細菌より小さい.

3　○　クラミジアは, ATPの供給を宿主に依存する細胞寄生性細菌である.

4　×　梅毒トレポネーマは, 人工培地で培養することができず, ウサギの睾丸に接種して培養するスピロヘータである.

5　×　ノカルジアは, 放線菌類である.

正解　3

◆確認問題◆

次の文の正誤を判別し, ○×で答えよ.

□□□　1　放線菌は, グラム陽性の真核生物である.

□□□　2　クラミジアには, 細胞壁はあるが, リボソームはない.

□□□　3　リケッチアは, 偏性細胞内寄生性細菌である.

□□□　4　マイコプラズマの細胞壁は, ペプチドグリカンを含む.

□□□　5　スピロヘータは, カビ様の菌糸形態を示す真菌である.

□□□　6　クラミジア, リケッチアのゲノム (染色体) は, DNA から成る.

□□□　7　リケッチアは, 自らエネルギーをつくることができない細菌である.

正解と解説

1 × 放線菌は菌糸や胞子を形成するグラム陽性の原核生物である.
2 × クラミジアは N-アセチルムラミン酸を含まない細胞壁とリボソームをもっている偏性細胞内寄生細菌である.
3 ○ リケッチアは媒介動物を介して増殖する偏性細胞内寄生性のグラム陰性菌である.
4 × マイコプラズマは細胞壁を欠失した細菌である.
5 × スピロヘータはエンベロープをもつ細長いらせん状のグラム陰性菌である.
6 ○ 一般細菌と同様に,ゲノムはDNAである.
7 × 自らエネルギーをつくることができない細菌はクラミジアである.

SBO 6

到達目標 腸内細菌の役割について説明できる.

【腸内細菌の働き】

> 問題6.1 腸内細菌の働きについて,正しいものはどれか.
> 1 腸内細菌叢は,腸内細菌科の細菌のみで構成されている.
> 2 腸内細菌叢は,通性嫌気性菌のみで構成されている.
> 3 腸内細菌は,有毒な代謝物を産生しない.
> 4 腸内細菌は,ビタミンKの補給源としても働く.
> 5 腸内細菌は,一般的に抗生物質に抵抗性を示す.

重要事項 ヒトの腸管内には100兆個以上の細菌が共生しており,そのような腸管内の常在細菌を腸内細菌(叢)という.これらの細菌は,宿主が摂取した腸管内の食餌成分を栄養源として代謝し,様々な産生物をつくり出す.中には有毒な代謝物(アンモニアやアミン類,ニトロソ化合物,硫化水素など)も産生されるが,ビタミンKの補給や免疫の活性化など,腸内細菌が共生することで有益な影響をもたらしている.腸内細菌の主な特徴を表6.1にまとめた.

表 6.1

	特　徴
生息部位	小腸上部から大腸に至る腸管に大半が生息
構成菌種	小腸上部では，好気性や通性嫌気性菌も多い （乳酸桿菌，レンサ球菌など） 小腸下部から大腸にかけて嫌気性菌が多くなる（O_2濃度低下のため） （バクテロイデス，ビフィズス菌，クロストリジウムなど）
役　割	ビタミンKを生合成し，宿主に供給 腸内細菌叢を形成することで，外部からの微生物の侵入，増殖を抑制， 免疫系を刺激し，免疫機能を活性化 食物繊維の消化を助ける

その他のポイント

- 腸内細菌による内因感染（菌交代症の発生）

　多くの腸内細菌は抗生物質感受性であるが，中にはクロストリジウム・ディフィシルのように種々の抗生物質に耐性を示す細菌が存在する．このような細菌は，正常な状態では他の細菌と競合して生息しているため，その菌数が抑えられている．しかし，経口型抗菌薬の長期連用などによって細菌叢が変化し，抗菌薬に耐性な細菌が優勢となって「菌交代症」が起こる．クロストリジウム・ディフィシルによる偽膜性大腸炎の発症は，その典型的な例である．

- 腸内細菌科とは？

　細菌の分類では，腸内細菌科という科が存在する．しかし，この科に属する細菌は腸内細菌叢を形成している細菌という意味ではない．腸内細菌科の細菌は，グラム陰性，通性嫌気性，芽胞非形成，ブドウ糖を発酵して酸とガスを産生などの生化学的性状を共通して有する菌群として分類されている．実際に，ヒトの腸内で腸内細菌科の細菌が腸内細菌叢に占める割合は，1%にも満たないとされている．

解答と解説　1　×　腸内細菌科の細菌は，必ずしも腸内に生息する細菌という意味ではない．
　　　　　　　2　×　腸内細菌の中には，嫌気性菌（偏性嫌気性菌）も含まれている．
　　　　　　　3　×　ある種の腸内細菌は，有害な代謝物も産生する．

4 ○ 腸内細菌は，主にビタミンKの重要な供給源の1つとなっている．
5 × 一部の腸内細菌は，抗生物質に広く耐性を示すものもあり，菌交代症を引き起こす要因となる．

正解　4

◆確認問題◆

次の文の正誤を判別し，○×で答えよ．
□□□ 1 腸内細菌は，感染防御には機能していない．
□□□ 2 腸内細菌は，感染症を引き起こさない．
□□□ 3 乳酸菌は，腸内細菌の一種である．
□□□ 4 ペスト菌は，腸内細菌の一種である．
□□□ 5 腸内細菌は，すべてグラム陰性菌である．
□□□ 6 腸内に生息する腸内細菌は，菌数にして1兆個程度である．
□□□ 7 ヒトの腸内細菌の多くは，セルロースを加水分解する．
□□□ 8 腸内細菌は，免疫系の賦活化に寄与している．

正解と解説

1 × 腸内細菌が腸管内で細菌叢を形成している結果，他の病原菌の定着などを防ぎ，感染防御に役立っている．また，免疫系も賦活化している．

2 × 腸内細菌が誘発する感染症もある．例えば，大腸菌による尿路感染症やバンコマイシン耐性腸球菌（VRE）による院内感染，腸内細菌叢が乱れることによって起こる菌交代症などがある．

3 ○ 特に乳幼児では乳酸菌は多く，主要な腸内細菌となっている．

4 × ペスト菌は腸内細菌に含まれていない．

5 × 腸内細菌には，グラム陽性，陰性，いずれの細菌も存在する．

6 × 腸内に生息する腸内細菌は，菌数にして100兆個程度存在するといわれている．

7 × ヒトの腸内細菌は，セルロースを加水分解する種が一般的には含まれていない．

8 ○ 腸内細菌が免疫系を賦活化することによって，生体防御効果を高めている．

SBO 7
到達目標 細菌の遺伝子伝達（接合，形質導入，形質転換）について説明できる．

【細菌における遺伝子伝達の様式】

> **問題 7.1** 細菌における遺伝子伝達について，正しいものはどれか．
> 1　細菌の接合は，べん毛を介して行われる．
> 2　細菌の形質転換は，ファージを介して行われる．
> 3　細菌の形質導入は，R プラスミドを介して行われる．
> 4　R プラスミドによる遺伝子伝達は，同種細菌間でのみ行われる．
> 5　人工的な処理により，細菌に形質転換を起こさせることができる．

重要事項 細菌における遺伝子伝達は，接合，形質転換，形質導入の 3 つの様式によって行われる．それぞれの特徴を以下の表 7.1 および図 7.1 にまとめた．

表 7.1

伝達様式	特　徴
接　合	典型的な接合による遺伝子伝達は，F プラスミドを有する大腸菌でみられる．図 7.1 A に示すように，F プラスミドを有する大腸菌（F^+ 株）は，有さない大腸菌（F^- 株）に対して性線毛（sex pili）を伸ばして互いに接着する．その後，F^+ 株の F プラスミドが一本鎖に解離して複製されながら F^- 株へ伝達される． 　大腸菌の中には，F プラスミドが自身の染色体中に組み込まれた株（Hfr 株という）もある．このような株の接合では，F^+ 株の染色体は F プラスミドが組み込まれている部分で DNA 二本鎖の解離が起こり，DNA 一本鎖が F^- 株の細胞質へ移行する．その後，移行した DNA 鎖は相補鎖が形成され，F^- 株の染色体と相同組換えを起こす（図 7.1 B）． 　伝達性を示す R プラスミド（薬剤耐性遺伝子をもったプラスミド）も接合によって菌株間を伝達される．R プラスミドの伝達では，同種菌株間のみならず異種菌株間でも伝達が起こる．

表 7.1 つづき

伝達様式	特徴
形質転換	細菌の中には，本来の能力として，外来のDNA断片を取り込み，その遺伝子に類似する自身の染色体上の遺伝子との間で組換え（相同組換えという）を起こすことがある．その結果，新たな形質をもった組換え体が生じる．グリフィスやアベリーの研究で有名な肺炎球菌をはじめ，インフルエンザ菌や髄膜炎菌などでみられる． 一方，細菌を高濃度の塩溶液などで人工的に処理し，プラスミドを取り込ませて新たな形質転換体を得ることも，遺伝子工学技術としてよく行われている．
形質導入	細菌間の遺伝子伝達がファージによって媒介されるとき，その伝達様式を形質導入という．伝達された遺伝子は，宿主染色体と組換えを起こして組み込まれる．ファージの種類によって，染色体上の様々な座位に種々の遺伝子を組み込む普遍形質導入と染色体上の所定の座位に特定の遺伝子を組み込む特殊形質導入がある．

A：F⁺菌からF⁻菌へのFプラスミドの伝達

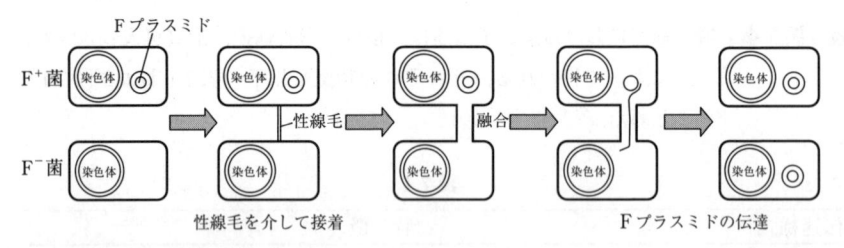

B：Hfr菌からF⁻菌への遺伝子伝達

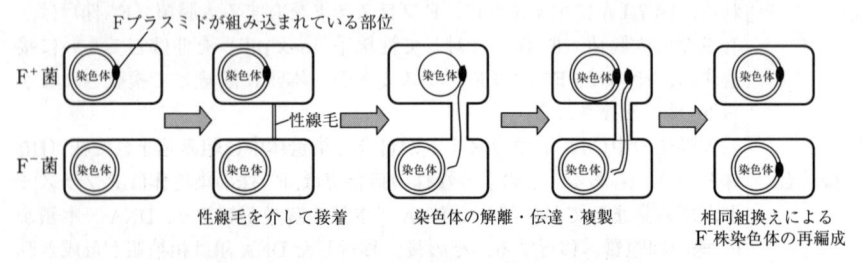

図 7.1 細菌における接合による遺伝子伝達

解答と解説 1 × 細菌の接合は，性線毛を介して行われる．

2 × 細菌の形質転換は，染色体DNA間による組換えやプラス

ミドが取り込まれることにより引き起こされる遺伝子伝達の様式である．
3　×　細菌の形質導入はファージを介して行われる．
4　×　Rプラスミドによる遺伝子伝達は，同種細菌間のみならず，異種細菌間でも引き起こされる．
5　○　細菌を低温下でカルシウム処理することなどによって，プラスミドを容易に受容することが可能なコンピテントセルを人工的に作成することができる．

正解　5

【プラスミドやファージによる遺伝子伝達】

問題 7.2　細菌における遺伝子伝達について，正しいものはどれか．
1　Rプラスミドは，薬剤耐性遺伝子を含んでいる．
2　Fプラスミドは，染色体に組み込まれることはない．
3　プラスミドは，自律複製能力をもたない環状DNAである．
4　ファージは，細菌と動物細胞の両方に感染して遺伝子を伝達する．
5　ファージは，宿主特異性を示さない．

解答と解説
1　○　正しい．
2　×　大腸菌のHfr株は，Fプラスミドが染色体に組み込まれた菌株であり，染色体間で高頻度（Hfrは，High Frequencyに由来）に遺伝子組換えを起こす．
3　×　プラスミドは，細胞質に存在する染色体外の小さな環状二本鎖DNAをさすが，染色体と同様に自律複製能力をもっている．
4　×　ファージは細菌に感染するウイルスの総称である．
5　×　他のウイルスと同様，ファージも宿主特異性を示す．

正解　1

1. 小さな生き物たち

◆確認問題◆

次の文の正誤を判別し，○×で答えよ．

□□□ **1** ある種のファージは，細菌間の接合を引き起こす．
□□□ **2** 接合によって，細菌の染色体の組換えが起こることはない．
□□□ **3** 接合によって，細菌の病原性が高まることがある．
□□□ **4** 細菌の形質転換は，グラム陽性菌・陰性菌のいずれにも生じる．
□□□ **5** 細菌における形質転換は，自然に起こることはない．
□□□ **6** 細菌における形質転換は，プラスミドを介してのみ引き起こされる．
□□□ **7** 細菌における形質転換によって，染色体の組換えが起こることはない．
□□□ **8** 普遍形質導入は，宿主細菌の染色体上の特定部位に生じる．
□□□ **9** 特殊形質導入は，宿主細菌の染色体上の様々な部位に生じる．
□□□ **10** 細菌における形質導入では，ファージ自体がエンドサイトーシスによって細菌細胞内に取り込まれる．
□□□ **11** ファージはグラム陰性菌にのみ感染する．
□□□ **12** 細菌の病原因子の遺伝子は，形質導入によって伝達されることがある．

正解と解説

1 ×　ファージは，形質導入に関与する．
2 ×　大腸菌のHfr株などは，Fプラスミドが染色体に組み込まれた菌株であるため，染色体の相同な領域間で高頻度に遺伝子組換えを起こす．
3 ○　接合の結果，薬剤耐性遺伝子が伝達されたり，病原因子をコードする遺伝子が伝達されることで病原性が高まる．
4 ○　細菌の形質転換は，グラム陽性・陰性を問わず，いずれの細菌でも起こる．
5 ×　肺炎レンサ球菌や髄膜炎菌，インフルエンザ菌などの細菌では，形質転換が自然に引き起こされることがある．
6 ×　細菌における形質転換はプラスミドによるだけでなく，染色体DNAの遺伝子断片が受容菌に移入することによっても引き起こされる．
7 ×　形質転換によって受容菌に取り込まれたDNA（染色体DNAの断片やプラスミド）が受容菌の染色体DNAと相同な配列をもつ場合，その領域間で組換えが起こることがある．

8	×	宿主細菌の染色体上の特定部位に生じる形質導入は，特殊形質導入である．λファージによる大腸菌への形質導入は，その典型的な例である．
9	×	宿主細菌の染色体上の様々な部位に生じる形質導入は，普遍形質導入である．P1ファージによる大腸菌への形質導入は，その典型的な例である．
10	×	ファージの細菌への感染は，動物ウイルスが感染する場合とは異なり，ウイルス自体が細胞内に取り込まれることはなく，ファージ遺伝子のみが細菌細胞内へ注入される．
11	×	細菌に感染するウイルス（ファージ）には，グラム陰性菌のみならずグラム陽性菌にも感染するものがある．
12	○	腸管出血性大腸菌のベロ毒素遺伝子はファージを介して赤痢菌から大腸菌へ形質導入によって伝達されたと考えられている．

1.3 ◆ 細菌毒素

SBO 8
到達目標 代表的な細菌毒素の作用を説明できる.

【外毒素と内毒素】

> **問題 8.1** 細菌毒素に関する記述のうち，正しいものはどれか.
> 1 外毒素は，一般的に脂質を構成成分としている.
> 2 外毒素は，グラム陰性菌によって産生される.
> 3 内毒素は，グラム陽性菌が保有する.
> 4 内毒素は，一般的に熱に安定である.
> 5 内毒素は，神経毒として作用する.

重要事項 細菌毒素には，外毒素（エキソトキシン）と内毒素（エンドトキシン）がある．外毒素は多くの病原細菌が菌体外に分泌するタンパク質性の毒性因子であり，内毒素はグラム陰性菌外膜の外層を構成してい

表 8.1

	外毒素	内毒素
構成成分	タンパク質（菌体内で生合成された後，菌体外へ分泌）	外膜のリポ多糖（毒性本体は，リポ多糖の脂質成分であるリピドA）
毒性	ヒトに対して，ng～mgオーダーで毒性を示す.	ヒトに対して，μg～mgオーダーで毒性を示す（外毒素に比べ，毒性発現には比較的多くの量を要する）.
安定性	タンパク質で構成されているので，多くの毒素は熱や酸，アルカリに対して変性を起こし，不活性化する.	リポ多糖が構成成分であるので，熱に安定である.
ワクチン	比較的抗原性が強いため，トキソイド化することができれば，ワクチンとして使用できる.	抗原性が弱いため，ワクチンとして使用できない.

るリポ多糖（LPS）である．

外毒素と内毒素の主な特徴を表 8.1 にまとめた．

解答と解説　1　×　細菌外毒素は，一般的にタンパク質で構成される．
　　　　　　2　×　細菌の外毒素は，グラム陰性菌に限らず，黄色ブドウ球菌やボツリヌス菌などのグラム陽性菌でも産生される．
　　　　　　3　×　細菌の内毒素は，細菌外膜のリポ多糖であるので，グラム陰性菌のみが保有している．
　　　　　　4　○　細菌の内毒素は上述したように LPS であるので，熱に安定である．
　　　　　　5　×　内毒素は，マクロファージなどに作用し炎症反応を起こし，ショック症状などを引き起こす．神経毒としての作用はない．

正解　4

【代表的な細菌外毒素の作用機序】

問題 8.2　細菌外毒素の作用について，正しいものはどれか．
1　コレラ毒素とジフテリア毒素は，いずれも GTP 結合タンパク質を標的タンパク質とする．
2　黄色ブドウ球菌エンテロトキシンは，スーパー抗原として作用する．
3　化膿レンサ球菌が産生するストレプトリジン O は，運動神経を遮断する神経毒素である．
4　腸管出血性大腸菌が産生するベロ毒素は，ADP-リボシル化反応を引き起こす外毒素である．
5　ボツリヌス毒素は，運動神経の抑制性シナプスを遮断する．

重要事項　細菌性外毒素には，毒素本体が酵素として作用して毒性を示すもの，毒素が標的細胞の受容体に作用して毒性を示すもの，毒素が会合して標的細胞膜に孔を形成するもの，あるいは毒素が T-リンパ球や単球

1. 小さな生き物たち

表 8.2

1.	酵素として作用する毒素 コレラ毒素（コレラ菌），易熱性エンテロトキシン（腸管毒素原性大腸菌），百日咳毒素（百日咳菌），志賀毒素（赤痢菌），ベロ毒素（腸管出血性大腸菌），ジフテリア毒素（ジフテリア菌），ボツリヌス毒素（ボツリヌス菌），破傷風毒素（破傷風菌）など
2.	標的細胞の受容体に作用する毒素 黄色ブドウ球菌エンテロトキシン（黄色ブドウ球菌），耐熱性エンテロトキシン（腸管毒素原性大腸菌），ウェルシュ菌 α 毒素（ウェルシュ菌）など
3.	標的細胞膜に孔を形成する毒素 黄色ブドウ球菌 α 毒素（黄色ブドウ球菌），ストレプトリジン O（化膿レンサ球菌）など
4.	スーパー抗原として働く毒素 発熱性外毒素（化膿レンサ球菌），トキシックショック症候群毒素-1（黄色ブドウ球菌）など

を非特異的に活性化するスーパー抗原として働くものなどがある．表 8.2 に，それらの毒素の例と（ ）内に産生菌を示した．

解答と解説

1 × GTP 結合タンパク質を標的タンパク質とする代表的な細菌毒素は，コレラ毒素と百日咳毒素である．前者は Gs タンパク質を，後者は Gi タンパク質をそれぞれ ADP-リボシル化する．一方，ジフテリア毒素はペプチド伸長因子-2 (EF-2) を ADP-リボシル化する細胞毒である．

2 ○ 黄色ブドウ球菌の毒素性ショック症候群毒素 (TSST-1) やエンテロトキシン (SE)，および化膿レンサ球菌の発熱性外毒素 (SPE) などは，MHC クラス II 分子に結合し，特異抗原非存在下でも T 細胞を活性化するスーパー抗原としての作用を示す．

3 × 化膿レンサ球菌が産生するストレプトリジン O は，細胞膜に孔を形成する細胞膜障害毒素である．神経毒としての作用はもっていない．

4 × 腸管出血性大腸菌が産生するベロ毒素は，赤痢菌が産生する志賀毒素と類似しており，特に腎臓の細胞に毒性を示す．その結果，溶血性尿毒症症候群を誘発する原因となる．

5 × ボツリヌス毒素は，運動神経終末の神経伝達物質であるアセチルコリンの放出を抑制して神経遮断を引き起こす．運動神経の抑制性シナプスを遮断して強直性痙攣を引き起こすのは，破傷風毒素である．

正解 2

◆確認問題◆

次の文の正誤を判別し，○×で答えよ．

1. 細菌外毒素は，エンドトキシンとも呼ばれる．
2. 細菌外毒素は，その毒素本体が酵素として働くものがある．
3. 病原性細菌は，すべて外毒素を産生する．
4. 細菌外毒素には，熱や酸などの処理に対して安定なものがある．
5. 細菌外毒素には，四次構造をとるものがある．
6. コレラ毒素は，水様性下痢を誘発する腸管毒素である．
7. 腸炎ビブリオ溶血毒素は，水様性下痢を誘発する腸管毒素ではない．
8. 下痢原性大腸菌が産生する易熱性毒素（LT）は，毒素の構造と作用機序がコレラ毒素に類似している．
9. 出血性大腸菌が産生するベロ毒素は，毒素の構造と作用機序が赤痢菌の志賀毒素に類似している．
10. 化膿レンサ球菌の発熱性外毒素は，スーパー抗原として働く．
11. ボツリヌス毒素は，プロテアーゼ活性をもっている．
12. 破傷風毒素は，最終的に運動神経終末からのアセチルコリンの遊離を抑制する．
13. 黄色ブドウ球菌エンテロトキシンは，熱にも酸にも強い性質がある．
14. 細菌の内毒素の毒素本体は，多糖体である．
15. グラム陰性菌のみが内毒素を保有している．
16. 細菌の内毒素は，熱に弱い．
17. 細菌の内毒素に対して，ワクチンが開発されている．
18. 細菌の種類によって，内毒素の作用は互いに異なる．
19. 細菌の内毒素は，スーパー抗原としても働く．
20. 細菌の内毒素は，一般的に外毒素と比べ，極めて微量で生物活性を示す．

正解と解説

1 × 細菌外毒素は，エキソトキシンと呼ばれる．細菌内毒素がエンドトキシンと呼ばれる．
2 ○ 細菌外毒素の中には，タンパク質の加水分解など毒素本体が酵素として作用するものが多い．
3 × 病原性細菌は，病原因子として外毒素を産生するものが多いが，外毒素を産生しない病原細菌も存在する．
4 ○ 黄色ブドウ球菌のエンテロトキシンや下痢原性大腸菌が産生する耐熱性エンテロトキシン（ST）などは，熱や酸の処理に対して安定な構造をもっている．
5 ○ コレラ毒素やジフテリア毒素，志賀毒素などのように毒素全体がいくつかのサブユニットが会合して構成される毒素も多く存在する．このような毒素は，毒素本体（Aサブユニット）の周りを標的細胞のレセプターに結合する機能を持った数個のBサブユニットが取り囲むような構造をしていることから，AB型毒素とも呼ばれている．
6 ○ コレラ毒素は腸管上皮細胞のアデニル酸シクラーゼを恒常的に活性化する．その結果，コレラ特有の激しい水様性の下痢症状が誘発される．
7 × 腸炎ビブリオの溶血毒素は，「溶血毒素」という名称がついているが，腸管細胞に対して細胞毒性を示し，水様性下痢を誘発する作用をもった腸管毒素であることが知られている．
8 ○ 下痢原性大腸菌が産生する易熱性毒素（LT）は，コレラ毒素と類似の構造を有しており，作用機序もコレラ毒素に類似している．
9 ○ ベロ毒素は，毒素の構造と作用機序が志賀毒素に類似しており，どちらも腎臓細胞に対して特異的に毒性を示す．その結果，重症例では溶血性尿毒症症候群を引き起こす要因になる．
10 ○ 黄色ブドウ球菌の毒素性ショック症候群毒素（TSST-1）やエンテロトキシン（SE），および化膿レンサ球菌の発熱性外毒素（SPE）などは，スーパー抗原として作用する．
11 ○ ボツリヌス毒素や破傷風毒素は運動神経の機能を調節している膜タンパク質の一部を加水分解するメタロプロテアーゼとして機能する．
12 × 破傷風毒素は最終的に抑制性シナプスの働きを抑制するため，運動神経の過剰な興奮が起こり，強直性痙攣を起こす．運動神経終末からのアセチルコリ

ンの遊離を抑制して弛緩性麻痺を引き起こすのは，ボツリヌス毒素である．
13 ○ 黄色ブドウ球菌は，食品中でも毒素が活発に産生され，調理による加熱でも失活しにくいため，毒素型食中毒を起こす．
14 × 細菌の内毒素の毒素本体は，主要脂質成分であるリピドAである．
15 ○ 細菌の内毒素は，細菌外膜の外層を構成するリポ多糖であるので，グラム陰性菌のみが保有していることになる．
16 × 細菌の内毒素は，LPSで構成されているので熱に比較的強い．
17 × 細菌の内毒素はトキソイド化することができない上に抗原性も低く，ワクチン開発には適していない．
18 × グラム陰性菌が保有するLPSの構成成分は，菌種によって異なるものも含まれるが，主要成分は比較的共通しているため，その作用は互いに類似している．
19 × 内毒素にスーパー抗原としての活性はない．
20 × 細菌の内毒素は，一般的に外毒素と比べ，生物活性を示すのに量を要することが多い．したがって，グラム陰性菌敗血症が生じたときのように，血液中のLPS濃度が著しく上昇したときに，その毒性があらわれやすい．

1.4 ◆ ウイルス

SBO 9
到達目標 代表的なウイルスの構造と増殖過程を説明できる．

【ウイルスの構造】

> **問題 9.1** すべてのウイルスが共通にもつ構造の記述として正しいものはどれか．
> 1 リボソームなどのタンパク質合成系を有する．
> 2 遺伝情報（ゲノム）は，すべて DNA である．
> 3 エネルギー産生系を有する．
> 4 核酸をタンパク質の殻が包んだ単純な構造をしている．
> 5 エンベロープとよばれる脂質二重膜が存在する．

重要事項 細菌と対比したウイルス構造の特徴を表 9.1 に整理した．

表 9.1

	ウイルス	細菌
光学顕微鏡での可視性	無	有
増殖様式	数百～数千	二分裂
ゲノム	DNA あるいは RNA	DNA
細胞内寄生性	偏性細胞内寄生	無 [1]
細胞壁の有無	無	有 [2]
人工培地での増殖	無	有 [1]
リボソームの有無	無	有
エネルギー獲得系	無	有
自己代謝系	無	有（一部を除く）
抗菌薬に対する感受性	無	有

[1] クラミジアやリケッチアを除く．
[2] マイコプラズマを除く．

1.4 ウイルス

　ウイルスは，光学顕微鏡で見ることができない，細菌より小さな細胞壁をもたない寄生体である．また，タンパク質合成系，エネルギー獲得系，自己代謝系をもたないため自己増殖できない．

　ウイルスは，基本的に核酸がタンパク質のカプシドで包まれた構造をしている．その構造の模式図を図9.1に示した．

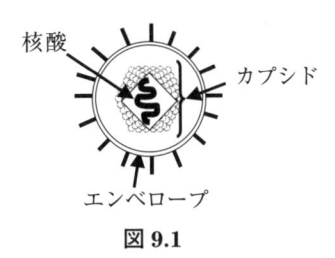

図 9.1

　ウイルスゲノムの核酸は，DNAかRNAであり，どちらの場合も一本鎖か二本鎖の状態でウイルス粒子中に存在する．核酸は正二十面体のカプシドに包まれているか，あるいは，カプシドが核酸をらせん状に包んでいる．エンベロープは，ウイルス粒子に存在する場合としない場合がある．

解答と解説
1　×　偏性細胞内寄生体であるウイルスは，宿主細胞のタンパク質合成系を利用する．
2　×　RNAをゲノムとするウイルスもある．
3　×　偏性細胞内寄生体であるウイルスは，宿主細胞のエネルギー産生系を利用する．
4　○　ウイルスの核酸は，カプシドとよばれるタンパク質の殻で包まれている．
5　×　エンベロープをもたないウイルスもある．

正解　4

【ウイルスの増殖】

問題 9.2 ウイルスの増殖に関する次の記述のうち，正しいのはどれか．
1　ウイルスの感染は，細胞受容体を介さず非特異的に起こる．
2　ウイルスは，人工培地中で自己増殖できる．
3　ウイルスは，細菌と同じく二分裂増殖する．
4　ウイルスゲノムが，宿主細胞 DNA に組み込まれることはない．
5　細菌に感染するウイルスは，バクテリオファージ（ファージ）とよばれる．

重要事項　ウイルスに共通した増殖過程を図 9.2 に概略した．

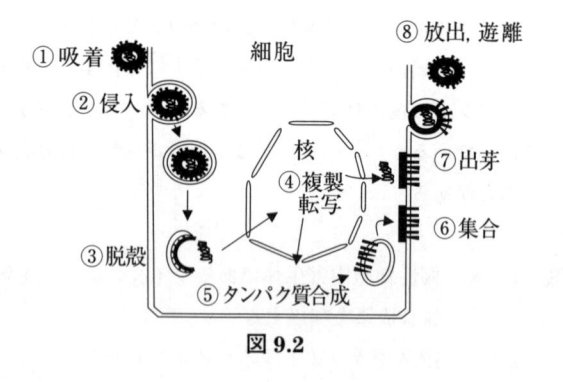

①吸着　②侵入　③脱殻　④複製・転写（核）　⑤タンパク質合成　⑥集合　⑦出芽　⑧放出，遊離　細胞

図 9.2

　ウイルス粒子は，特定のウイルスに対する細胞膜上のレセプターに吸着し，エンドサイトーシスあるいは膜融合により細胞質へ侵入する．細胞内でゲノムがウイルス粒子から放出され，核酸の複製や転写が起こる．癌を起こすウイルスでは，この過程でウイルスゲノムが宿主細胞染色体 DNA に組み込まれることがある．また，細胞質では子孫ウイルス粒子形成に必要なタンパク質が合成され，粒子の成分が集まり多くの子孫ウイルス粒子が組み立てられて細胞外へ放出される．

解答と解説

1　×　宿主細胞膜上にある特定のウイルス受容体に結合した後，細胞内に侵入する．
2　×　ウイルスは，偏性細胞内寄生体であるため人工培地では自己増殖できない．
3　×　ウイルスが感染した細胞から，一度に多数の子孫ウイルス粒子が放出される．
4　×　HIV 感染細胞では，逆転写酵素を使ってウイルス RNA から作製された相補的 DNA（cDNA）が，宿主細胞染色体 DNA に組み込まれる．
5　○　細菌ウイルスのことを，バクテリオファージ（ファージ）という．

正解　5

◆確認問題◆

次の文の正誤を判別し，○×で答えよ．

□□□　1　ウイルス核酸は，すべて二本鎖である．
□□□　2　ウイルスには，細胞核が存在する．
□□□　3　多くの RNA ウイルスゲノムには，逆転写酵素がコードされている．
□□□　4　ウイルスは細菌より小さいが，電子顕微鏡で見ることができる．
□□□　5　ウイルス感染には組織親和性がない．
□□□　6　遺伝子として分節した RNA をゲノムにもつウイルスがある．
□□□　7　エンベロープをもつウイルスは，一般的にアルコール消毒が無効である．
□□□　8　B 型肝炎ウイルスのゲノムには，逆転写酵素がコードされている．
□□□　9　細胞を癌化するウイルスはない．
□□□　10　HIV ゲノムは，宿主染色体 DNA に組み込まれてプロウイルスとなる．
□□□　11　ウイルス感染細胞内にウイルス粒子が検出できない期間を暗黒期と呼ぶ．
□□□　12　単純ヘルペスウイルスや水痘・帯状疱疹ウイルスは，潜伏感染しない．
□□□　13　HIV や B 型肝炎ウイルスは，持続感染する．

1. 小さな生き物たち

正解と解説

1 × ウイルスゲノムとなる DNA も RNA もともに 1 本鎖と 2 本鎖が存在する．
2 × ウイルスは，細胞構造をもっていない．
3 × HIV のようなレトロウイルスだけである．
4 ○ ウイルス粒子は，光学顕微鏡で見ることができない．
5 × 特定の組織細胞の膜表面に存在する受容体にウイルスが選択的に吸着するため，ウイルス感染には組織親和性が生じる．
6 ○ インフルエンザウイルスである．
7 × エンベロープは脂質二重膜であるため，アルコールで溶解され感染性が失われやすい．
8 ○ B 型肝炎ウイルスは，逆転写酵素をコードしている DNA ウイルスである．
9 × 細胞を癌化するウイルスがある（例：HHV-4（EB ウイルス），パピローマウイルス，C 型肝炎ウイルスなど）．
10 ○ HIV ゲノムは，逆転写酵素で cDNA がつくられ，インテグラーゼにより宿主染色体 DNA に組み込まれる．組み込まれたウイルス由来 DNA をプロウイルスという．
11 ○ ウイルス感染後，細胞内では子孫ウイルスが作製されるまでウイルス粒子は検出されない．
12 × 単純ヘルペスウイルスや水痘・帯状疱疹ウイルスは，潜伏感染する代表的ウイルスである．潜伏感染中は，ウイルスは増殖しない．
13 ○ HIV や B 型肝炎ウイルス感染では，ウイルス増殖と宿主免疫によるウイルス排除が均衡しているため，見かけはウイルスが増殖していないように見える．

1.5 ◆ 真菌・原虫・その他の微生物

SBO 10

到達目標 主な真菌の性状について説明できる.

【真菌の性状】

> **問題 10.1** 真菌に関する次の性状のうち, 正しいものはどれか.
> 1 核膜は存在しない.
> 2 糸状菌と酵母が含まれる.
> 3 細胞膜の脂質成分は主にコレステロールで構成されている.
> 4 平均的なゲノムの大きさは細菌のそれと同じ位である.
> 5 細胞の大きさは, おおむね 0.01 ～ 0.1 μm である.

重要事項 真菌は真核生物であるため, 原核生物の細菌とは多くの点で性状が異なる. 発育形態は, 菌糸型と酵母型であり, 前者の形態を示す真菌を糸状菌（カビ）とよび, アスペルギルス, 白癬菌および接合菌等が含まれる. 後者は酵母で, カンジダやクリプトコックス等が含まれる. 形態は菌糸と胞子で構成される. 菌糸は胞子が発芽・伸長したものであり, 胞子は減数分裂を経る有性胞子と, その過程を経ない無性胞子に分けられる. 真菌に特徴的な微細構造を表 10.1 にまとめた.

表 10.1 真菌に特徴的な微細構造

細胞壁	キチン, グルカン, マンナン等の多糖類
細胞小器官	ミトコンドリア, 小胞体, 液胞（リソソーム）, ゴルジ嚢等
細胞膜	エルゴステロール
核	核膜に包まれる
莢膜	クリプトコックス等の一部の真菌に存在する

1. 小さな生き物たち

解答と解説
1 ×　真菌は真核細胞であるため，核は核膜に包まれている．
2 ○　真菌の発育形態は，菌糸型をとる糸状菌と単細胞で出芽増殖する酵母に大別される．
3 ×　動物細胞の細胞膜の脂質成分は主にコレステロールであるが，真菌はエルゴステロールで構成されている．一般に細菌にはステロールは存在しない．
4 ×　真菌は細菌よりも高等であるため，ゲノムも大きい．大腸菌のおおよそ 2～10 倍である．
5 ×　細菌は 0.1～数 μm であるが真菌細胞は細菌より大きく，おおむね 2～20 μm である．

正解　2

◆確認問題◆

次の文の正誤を判別し，○×で答えよ．

□□□　1　菌糸は胞子が伸長したものである．
□□□　2　真菌のリボソームは 70S である．
□□□　3　ニューモシスチス（*Pneumocystis*）は真菌である．
□□□　4　クリプトコックスには莢膜が存在する．
□□□　5　真菌は独立栄養性である．
□□□　6　真菌の細胞壁はペプチドグリカンで構成されている．
□□□　7　多くの真菌は二次代謝産物を産生する．

正解と解説
1 ○　有性生殖または無性生殖によってつくられた胞子が一定条件下で菌糸へと伸長する．
2 ×　真菌は 80S（60S + 40S）である．なお，細菌は 70S（50S + 30S）である．
3 ○　ニューモシスチス（*Pneumocystis*）は，原虫と考えられていたが，現在では真菌に分類されている．ただし，真菌の細胞膜に特徴的なエルゴステロールは存在しない．
4 ○　*Cryptococcus neoformans* 等の一部の真菌は菌体の周りが莢膜で覆われている．

5 × 真菌は従属栄養性である．

6 × 細胞壁の80〜90％がキチン，グルカンやマンナン等の多糖類で構成されている．

7 ○ 生命活動に必須なタンパク質や核酸等の細胞成分の合成に係る代謝を一次代謝という．役割が不明な化合物の代謝を二次代謝という（例：ペニシリウムが産生するペニシリン）．

1.6 ◆ 消毒と滅菌

SBO 11

到達目標 滅菌，消毒，防腐および殺菌，静菌の概念を説明できる．

【滅菌と消毒の定義を理解する】

> **問題 11.1** 滅菌法の定義で最も適切なものはどれか．
> 1 微生物の増殖を阻止する．
> 2 微生物を殺滅する．
> 3 人畜に対し有害な微生物または目的とする対象微生物を殺滅する．
> 4 すべての微生物を殺滅または除去する．
> 5 定着，感染している微生物を除去する．

重要事項 滅菌法と消毒法を整理した．対象物の性質によって適切な滅菌法，消毒剤を選択する．

(1) 滅菌法には，微生物の殺滅を目的とした「加熱法」，「照射法」，「ガス法」と，微生物の除去を目的とした「ろ過法」がある．

表 11.1 滅菌法

加熱法	高圧蒸気法（オートクレーブを用い，通例 121～124℃，15 分の飽和水蒸気中で加熱することで，耐熱性の強い芽胞形成菌を殺菌できる），火炎法，乾熱法．
照射法	放射線法はガンマ線の線源として「^{60}Co」，「^{137}Cs」を，高周波法は 2450 ± 50 MHz の高周波を用いる．
ガス法	酸化エチレンガス，過酸化水素ガス等を用いる．
ろ過法	液体試料中に混在する微生物や芽胞を，通例，孔径 $0.22\ \mu m$ の滅菌用フィルターを用いてろ過する．注射用水等の製造過程で，ウイルスやマイコプラズマを含むすべての微生物，エンドトキシンを除去する場合は逆浸透膜や限外ろ過膜を用いる「超ろ過法」を適用する．

(2) 消毒法には，物理的消毒法と化学的消毒法がある．

表 11.2 消毒法

物理的消毒法	流通蒸気法，煮沸法，間けつ法，紫外線法（254 nm 付近の波長を用いる）．
化学的消毒法	高水準消毒剤（グルタルアルデヒド，フタラール），中水準消毒剤（次亜塩素酸ナトリウム，消毒エタノール等），低水準消毒剤（陽イオン界面活性剤，クロルヘキシジングルコン酸塩等）．

解答と解説
1　×　食品，薬剤などが微生物により変敗，変質するのを阻止することを防腐，静菌といい，微生物を完全に殺滅する必要はない．
2　×　単に微生物を殺滅することで，殺菌のことである．
3　×　消毒の定義であり，生存する微生物の数を減らすために用いられる処置法であり，必ずしも微生物のすべてを殺滅，除去するものではなく，原因微生物による感染を防止できればよい．
4　○　滅菌とは物質中のすべての微生物を殺滅または除去することであり，無菌状態である．
5　×　除菌の定義である．生体部位のみならず，調理台，調理器具等における微生物の除去も含む．

正解　4

◆確認問題◆

次の文の正誤を判別し，○×で答えよ．
□□□　**1**　医療現場での無菌性の保証水準は 10^{-6} とされている．
□□□　**2**　微生物数を 1/100 に減少させるのに必要な時間をその滅菌法の D 値といい，単位は分で表す．
□□□　**3**　プラスチック製注射器の滅菌には放射線法が用いられるが，厳重に包装された物品の内部の微生物には無効である．
□□□　**4**　血清，酵素溶液は酸化エチレンガスにより滅菌する．
□□□　**5**　煮沸により，すべての微生物を殺滅することを煮沸滅菌法という．

1. 小さな生き物たち

☐☐☐ **6** 真空パックはすべての微生物の発育を阻止できるので，防腐の効果がある．

正解と解説

1 ○ 同じ滅菌操作を100万回繰り返したときに1回微生物学汚染が起こる水準．
2 × 微生物を1/10に減少させるのに必要な時間（分）をいう．D値が短いほど，短時間で滅菌が可能であることを示している．
3 × ガンマ線は透過力がきわめて強いため，厳重に包装された物品の内部の微生物にも有効である．
4 × 化学物質や加熱により変性しやすい液体試料についてはメンブランフィルターを用いたろ過法で行う．
5 × 栄養型細胞を死滅させることができるが，芽胞（ボツリヌス菌，炭疽菌，破傷風菌等）には無効であり，すべての微生物を殺滅することはできない．消毒法の1つである．
6 × 偏性嫌気性菌（ボツリヌス菌，ウェルシュ菌）は本条件下で増殖できるので，すべての微生物の発育を阻止できない．

2 身体をまもる

2.1 ◆ 生体防御反応

SBO 12
到達目標 自然免疫と獲得免疫の特徴とその違いを説明できる．

【自然免疫と獲得免疫の特徴】

> 問題 12.1 自然免疫の特徴として正しいものはどれか．
> 1 同じ病原体に再び感染した際には，速やかで強い応答が起こる．
> 2 病原体に感染することがきっかけとなって形成される．
> 3 サイトカイン産生は関与しない．
> 4 Toll 様受容体などを介して病原体が認識される．
> 5 主としてリンパ球を介する応答である．

重 要 事 項 表 12.1 に自然免疫と獲得免疫の相違点を整理した．また，両者は別々の仕組みではなく，自然免疫の働きを通じて，獲得免疫の応答が開始されることを理解する．

表 12.1

	自然免疫	獲得免疫
応答の開始	即時に応答	数時間から数日後
関わる受容体	パターン認識受容体 (Toll 様受容体など)	抗原受容体 (B 細胞受容体, T 細胞受容体)
特異性	低い (病原体に共通した構造を認識)	高い
記憶	なし	あり
反応の増幅	なし	あり
主として関与する免疫細胞	貪食細胞(好中球, マクロファージ, 樹状細胞), NK 細胞	T 細胞, B 細胞, 樹状細胞

解答と解説

1　×　免疫の記憶は T, B 細胞の一部がメモリー細胞となり残存することにより成立する. 記憶は獲得免疫の特徴の 1 つである.

2　×　自然免疫のシステムは, 病原体の感染が起こる前から備わっている.

3　×　例えば, 好中球の組織への浸潤には, TNF-α や数多くのケモカインが関わる.

4　○　Toll 様受容体はパターン認識受容体の 1 つであり, 病原体に特徴的な構造 (LPS やペプチドグリカン) を認識する.

5　×　自然免疫において中心的な役割を果たすのは, 貪食細胞である. NK 細胞は自然免疫を担うリンパ球であるが, 自然免疫の中心ではない.

正解　4

◆確認問題◆

次の文の正誤を判別し, ○×で答えよ.

□□□　**1**　リポ多糖 (LPS) やペプチドグリカン, マンノースに富む糖鎖のような, 微生物に特徴的な表面構造は自然免疫のシステムに認識される.

□□□　**2**　Toll 様受容体により認識される病原体は, 獲得免疫の標的ではない.

□□□　**3**　樹状細胞によるヘルパー T 細胞への抗原提示は, 自然免疫と獲得免疫を

□□□ 4 予防接種は病原体に対する自然免疫を高めるために行う．
□□□ 5 マクロファージは自然免疫の担当細胞であり，獲得免疫には関わらない．
□□□ 6 自然免疫と獲得免疫は標的となる病原体の種類によって使い分けられる．

正解と解説

1 ○ Toll様受容体や，マンノース結合レクチンについての記述である．
2 × 病原体はToll様受容体などを介して自然免疫のシステムに捕捉され，貪食，攻撃されるが，その後，樹状細胞による抗原提示を介して，獲得免疫が形成され，その病原体に対してより特異性の高い免疫応答が起こる．
3 ○ 両者の相違だけではなく，連携についても知識を整理しておく．
4 × 予防接種により，その病原体に対して特異的な獲得免疫が形成される．
5 × マクロファージは貪食細胞として自然免疫のシステムで働くが，感染部位での抗原提示細胞としてヘルパーT細胞に抗原を提示したり，ヘルパーT細胞の産生するIFN-γにより活性化し，病原体への攻撃を強めるなど，獲得免疫のシステムにおける機能も重要である．
6 × 侵入した未知の病原体は，最初は自然免疫による攻撃を受けるが，その後その病原体に対する獲得免疫が働くようになる．両者は連続しており，病原体の種類による使い分けがあるわけではない．

SBO 13
到達目標 異物の侵入に対する物理的，生理的，化学的バリアーについて説明できる．

【バリアーの性質】

問題13.1 微生物の侵入に対してバリアーとして働く以下の物質のうち，酵素活性を有するものはどれか．
1 ラクトフェリン
2 リゾチーム
3 インターフェロン
4 トランスフェリン
5 ディフェンシン

2. 身体をまもる

重要事項 微生物の侵入に対する化学的バリアーには，有機酸，ペプチド，タンパク質などさまざまな分子がある．微生物成分を基質とする酵素はその成分を変性させることで効果を発揮する．リソゾーム内の酵素類の多くは化学的バリアーとなり得るが，代表的な抗微生物活性を有する酵素にリゾチームがある．

酵素活性をもたない抗菌タンパク質は微生物成分に特異的に結合し，微生物を凝集させたり，周辺の白血球を活性化させたりして抗菌作用を示す．抗菌ペプチド類は，微生物の細胞膜に結合し膜安定性を乱すことで溶菌したり，食細胞を活性化させたりしてバリアーとして機能している．

解答と解説

1　×　ラクトフェリンは，粘膜などで分泌されるタンパク質で細菌などの鉄イオンに結合することで，抗菌作用を示す．酵素活性はない．

2　○　リゾチームは細菌細胞壁ペプチドグリカンの N-アセチルグルコサミンと N-アセチルムラミン酸の間の $\beta 1 \to 4$ 結合を加水分解する酵素である．細菌細胞壁の分解により抗菌作用を示す．

3　×　インターフェロンはナチュラルキラー（NK）細胞などの細胞膜受容体に作用し，ウイルス感染細胞を傷害させることで間接的にウイルスに対する防御因子として働いたり，ウイルス感染細胞に直接作用してウイルスタンパク質の合成を阻害したりして，抗ウイルス作用を示すサイトカインである．インターフェロン自身には酵素活性はない．

4　×　トランスフェリンは血漿に含まれる鉄結合性タンパク質であり，ラクトフェリンと類似の作用により抗菌作用を示す．

5　×　ディフェンシンは，上皮細胞などから産生されるペプチドであり，細菌などの細胞膜に結合して抗菌作用を示す．ディフェンシン自身に酵素活性はない．

正解　2

◆確認問題◆

次の文の正誤を判別し，○×で答えよ．

□□□ 1 異物に対するバリアーとして，皮膚の角質，唾液，粘膜上皮などがある．
□□□ 2 ラクトフェリンは消化酵素によって分解されて，抗菌活性を示す．
□□□ 3 気道粘膜上皮の繊毛は，異物の排出作用を有している．
□□□ 4 皮脂，消化液，腸内細菌叢のうち生理的あるいは化学的バリアー作用をもたないのは皮脂である．
□□□ 5 炎症時に誘導されるC反応性タンパク質（CRP）は肺炎球菌の多糖体に結合する．

正解と解説

1 ○ 皮膚，唾液（生理的バリアー），粘膜上皮（物理的バリアー）．
2 ○ ラクトフェリンは消化酵素で分解されると抗菌活性ペプチドに変化する（化学的バリアー）．
3 ○ 気道や鼻腔の表面にある繊毛は付着した異物を繊毛運動によって排出する（生理的バリアー）．
4 × 皮脂に含まれる脂肪酸は皮膚表面での微生物増殖を抑制する働きがある（化学的バリアー）．
5 ○ CRPは化学的バリアーの1つである．

生体防御バリアーの特徴を表13.1に示す．

表13.1

生体防御バリアー	特徴	例
物理的バリアー	生体組織で動的変化を必要としない防御因子	皮膚，粘膜
生理的バリアー	生体組織で動的変化を起こすことで効果を示し，単一分子でなく，複数の分子の集合体からなる防御因子	唾液，繊毛
化学的バリアー	単一分子で効果を示す防御因子	抗菌ペプチド 抗菌タンパク質 脂肪酸

SBO 14

到達目標 補体について，その活性化経路と機能を説明できる．

【古典経路による補体活性化】

> **問題 14.1** 補体古典経路の活性化を引き起こす物質は以下のどれか．
> 1 補体 C5
> 2 補体 C9
> 3 アレルゲンに結合した IgE
> 4 異物に結合した IgG
> 5 微生物に結合したマンノース結合レクチン（MBL）

重要事項 補体の活性化には3つの経路が関わることが知られている．

表 14.1

活性化経路	誘発物質	誘発物質に結合する補体成分
古典経路	抗原に結合した IgM および IgG	C1（C1q, C1r, C1s）
副経路	自発的な C3 の開裂	
レクチン経路	マンノース糖鎖 マンナン多糖	マンノース結合レクチン（MBL）

補体が活性化されると，補体成分のうち，C5b, C6, C7, C8, C9 が MAC を形成して，病原体の細胞膜を破壊する．その他 C5b が形成される過程ではさまざまな補体成分が生成され，生体防御反応において重要な役割を演じている．表 14.2 にその特徴を示す．

表 14.2

補体の機能	特　徴
炎症作用	補体の活性化に伴って生成された補体断片のうち，C3a，C5a は，アナフィラトキシンとしてマスト細胞や好塩基球の脱顆粒反応を促進させたり，好中球などの食細胞の走化性を促進させる作用がある．
オプソニン作用	異物に結合した補体成分のうち，C3b や iC3b などは，マクロファージなどの食細胞表面の補体受容体 CR1 や CR3 などと結合し，異物の貪食を促進するいわゆるオプソニンとして作用する．
細胞溶解作用	異種細胞などの抗原表面に結合した補体成分のうち，C5b，C6，C7，C8，および複数の C9 が細胞膜上で膜侵襲複合体（MAC）を形成し，細胞溶解を引き起こす．MAC 形成は，古典経路，レクチン経路，副経路のいずれの経路でも誘導される．

解答と解説　1　×　C5 は古典経路に関わらずすべての活性化経路の反応途中にある補体成分であり，活性化によって現れる C5b は膜侵襲複合体（MAC）の構成成分の１つである．
2　×　C9 は MAC の主要な構成成分の１つである．
3　×　IgE は補体活性化能をもたない．
4　○　抗原に結合した IgG の C$_H$2 ドメインに補体 C1（C1q，C1r，C1s）が結合することにより，古典経路の活性化が引き起こされる．
5　×　MBL はレクチン経路の活性化に関わるマンノース結合性タンパク質である．

正解　4

◆確認問題◆

次の文の正誤を判別し，○×で答えよ．
□□□　1　補体古典経路は抗原抗体複合体の IgM に C1 が結合して活性化される．
□□□　2　補体副経路は C2 や C4 が異物に結合して反応が進行する．
□□□　3　補体の各成分は相互に複合体を形成して，他の補体成分に作用する．
□□□　4　異物に結合した C3 はオプソニン作用を有する．

□□□ 5　補体断片のC3aやC5aはアナフィラトキシンと呼ばれ，強い炎症反応を引き起こす．

□□□ 6　補体は56℃で加熱しても，活性を失わない耐熱性タンパク質である．

正解と解説

1　○　抗原に結合したIgGやIgMは，C1と結合して古典経路の活性化を引き起こす．
2　×　副経路は，多糖などの高分子物質表面の水酸基やアミノ基に対して活性化したC3が共有結合して反応が引き起こされる．
3　○　補体成分のC4bC2aやC3bBb複合体はC3の断片化を，C4bC2aC3bやC3bBbC3b複合体はC5の断片化を触媒するプロテアーゼとして働く．
4　○　異物に結合したC3はC3bやiC3bなどに変換され，食細胞の補体受容体CR1やCR3などと結合してオプソニンとして機能する．
5　○　C3aやC5aに結合するC3a受容体やC5a受容体は食細胞や肥満細胞の表面にあり，遊走活性や脱顆粒反応を引き起こすことでアナフィラキシー様の強い炎症反応を誘発する．
6　×　補体成分の多くはプロテアーゼ活性を有し，56℃で加熱すると酵素活性が失活して補体活性化経路が進行しない．

SBO 15

到達目標　免疫反応の特徴（自己と非自己，特異性，記憶）を説明できる．

【自己と非自己の認識】

> **問題15.1**　自己と非自己の認識について正しいものはどれか．
> 　　1　自己と非自己の認識は，哺乳動物においてのみ見られる．
> 　　2　自然免疫には，非自己を認識する受容体がない．
> 　　3　T細胞は胸腺において，自己と非自己の認識能を獲得する．
> 　　4　MHC分子は自己と非自己の認識に関与しない．
> 　　5　B細胞の自己と非自己の認識は，分泌された抗体を介して行われる．

2.1 生体防御反応

重要事項 表15.1にToll様受容体（TLR）の種類とそのリガンドをまとめて示した．TLRは，自然免疫において食作用の増強に働くほか，抗原提示細胞の機能を増強して獲得免疫の誘導にも関係する重要な受容体であるので，よく整理して理解する．

表15.1

TLRの種類	TLRの局在	リガンド	リガンドの由来
TLR1/TLR2	細胞表面	トリアシルリポペプチド/リポタンパク	細菌，マイコバクテリア
TLR2	細胞表面	ペプチドグリカン（PG） ポーリン リポアラビノマンナン（LAM）	グラム陽性菌 ナイセリア属菌（グラム陰性菌） マイコバクテリア
TLR3	エンドソーム	二本鎖RNA	ウイルス
TLR4	細胞表面	リポ多糖（LPS） エンベロープタンパク	グラム陰性菌 RSV，MMTV（ウイルス）
TLR5	細胞表面	フラジェリン	有鞭毛細菌
TLR6/TLR2	細胞表面	ジアシルリポペプチド/リポタンパク リポテイコ酸（LTA）	マイコプラズマ B群レンサ球菌（グラム陽性菌）
TLR7	エンドソーム	一本鎖RNA	RNAウイルス
TLR8	エンドソーム	一本鎖RNA	RNAウイルス
TLR9	エンドソーム	CpG-DNA DNA	細菌，マイコバクテリア ウイルス
TLR10	?	?	?
TLR11	?	? プロフィリン様分子	尿道感染細菌 トキソプラズマ（原虫）

※ ウイルスおよび細菌由来の代表的リガンドを中心に示している．
?：未同定または不明．

解答と解説 1 × 非自己の認識は原生動物においても認められ，多細胞動物になると自己の認識が加わり，免疫応答の原型が出現する．進化に伴い，より高度な非自己・自己認識系として免疫系が発達したと考えられる．

2 × 病原体に共通して存在する分子構造（PAMPs）を認識する

受容体は，自然免疫を担う細胞の非自己を認識するために重要な役割を果たしており，パターン認識受容体（PRR）と呼ばれる．PRR には，Toll 様受容体（TLR），マンノース受容体，スカベンジャー受容体などがある．

3 ○ T細胞は，一次リンパ器官である胸腺で自己・非自己の教育を受け，最終的に末梢の二次リンパ器官である脾臓やリンパ節へ移行する．その教育係をするのが抗原提示細胞であり，MHC が重要な役割を果たす．

4 × T細胞の自己・非自己の認識は，MHC 分子を通して行われる．また，NK 細胞は自己の MHC 分子を発現する細胞には反応しないが，自己の MHC 分子を発現しない細胞に対してはこれを攻撃する．

5 × B細胞の自己・非自己の認識受容体は，細胞表面の膜型免疫グロブリン分子［B細胞受容体（BCR）］を通して行われる．T細胞では T細胞受容体（TCR）を通して，自己・非自己の認識が行われる．

正解 3

【免疫反応の特異性】

問題 15.2 免疫反応の特異性について正しいものはどれか．
1 ディフェンシンは抗体と同様に抗原特異的な反応を示す．
2 Toll 様受容体（TLR）は自然免疫だけでなく，獲得免疫の誘導にも関与する．
3 補体は非自己成分を特異的に認識し，排除することができる．
4 NK 細胞は抗体を介して抗原特異的な免疫反応を起こすことはない．
5 T細胞の抗原特異的免疫応答に T細胞受容体（TCR）が関与しない場合がある．

解答と解説 1 × ディフェンシンは，約 50 個のアミノ酸からなる抗菌ペプチ

ドであり，自然免疫において非特異的防御因子として働く．抗体のような抗原特異性はない．

2 ○ TLRは，自然免疫において好中球やマクロファージなどの食作用を増強する役割をするほか，抗原提示細胞の機能やサイトカイン産生を増強して獲得免疫の誘導や活性化にも関係する．したがって，自然免疫と獲得免疫の両方で活躍する受容体といえる．

3 × 補体活性化の代替（第二）経路では，補体成分 C3b は非自己細胞や微生物の表面のヒドロキシ基やアミノ基と反応して，チオエステル結合を形成するが，この反応は非特異的である．

4 × NK 細胞は通常，ある種の腫瘍細胞やウイルス感染細胞を傷害することができるが，その特異性は低い．しかしながら，NK 細胞は，標的細胞表面に接合している抗体と Fc 受容体を介して結合することにより，抗体依存性細胞傷害作用（ADCC）を発揮することができる．

5 × T 細胞の抗原特異性を規定しているのは TCR であるので，TCR の関与なしに抗原特異的な免疫応答を起こすことはできない．

正解 2

【免疫記憶】

問題 15.3　免疫記憶について正しいものはどれか．
1　免疫記憶は T 細胞では成立しない．
2　抗体の一次応答では，一定の誘導期間を経て，IgM と IgG が同時に産生される．
3　抗体の二次応答では，IgM の産生が速やかに誘導される．
4　抗体の二次応答では，一次応答に比べて，IgG の産生量が増大し，抗原特異性は高くなる．
5　記憶細胞は，いったん発生すると抗原の再刺激がなくても終生維持される．

重要事項 図15.1に抗体の一次応答と二次応答を図示した．一次応答と二次応答における抗体産生の量的・質的な違いを理解する．

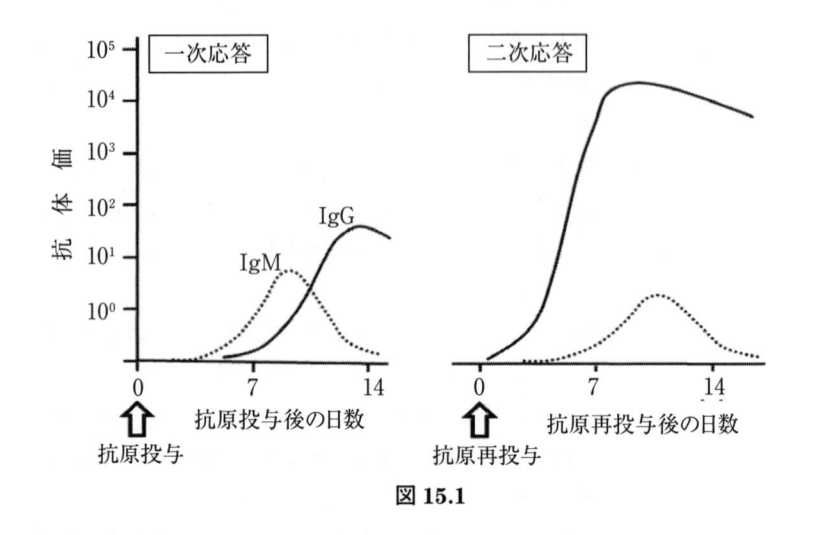

図 15.1

解答と解説

1 × 免疫記憶はT細胞とB細胞のいずれにおいても成立するが，そのほかの免疫細胞は免疫記憶細胞（メモリー細胞）になることはできない．

2 × 一次応答では，5日前後の誘導期間を経て，まずIgMが産生され，それに引き続き数日後にIgGが産生され始める．

3 × 一次応答に比べて，二次応答においては，より速やかに，より大量の，より高い特異性のIgGが産生される．

4 ○ 上記の通り．

5 × 一般的に記憶細胞の寿命は数か月から数年と考えられており，その間に抗原の再刺激を受けて増殖し，さらに長く維持される．

正解　4

◆確認問題◆

次の文の正誤を判別し，○×で答えよ．
□□□ 1 T細胞受容体（TCR）は可溶性受容体として免疫応答に関与する．
□□□ 2 B細胞表面で抗原を捕捉する受容体はMHCである．
□□□ 3 B細胞とT細胞の抗原受容体は自己と非自己を認識する．
□□□ 4 二次応答では一次応答よりも速やかにIgMが産生される．
□□□ 5 ワクチンは免疫記憶を利用した予防法である．
□□□ 6 分泌型のパターン認識受容体（PRR）が存在する．
□□□ 7 TLRからの刺激で誘導されるサイトカインはTNF-αなどの炎症性サイトカインとI型インターフェロンである．

正解と解説
1 × 抗体とは異なり，TCRは可溶性受容体として分泌されることはない．
2 × B細胞表面で抗原を捕捉する受容体はB細胞受容体（膜型免疫グロブリン分子）である．
3 ○ B細胞の抗原受容体はBCR，T細胞の抗原受容体はTCRであり，各々が自己と非自己の認識に関わる．
4 × IgMの産生は，一次応答と二次応答で明確な差はない．
5 ○ ワクチン接種によって，B細胞またはB細胞とT細胞の両方の免疫記憶が誘導される．その結果，病原体の再感染に対して，速やかに強力な感染防御が誘導され，病原体が効率よく排除される．
6 ○ 分泌型PRRとして，①肺の分泌液中のサーファクタントAとサーファクタントD：ウイルスを凝集し感染力を中和する作用がある，②マンノース結合レクチン（MBP）：急性期タンパク質として炎症時に肝臓から血中に放出され，補体の活性化に関与する（補体活性化経路の1つ）．
7 ○ 一般に細菌由来のリガンドを認識するTLRは炎症性サイトカインの産生を誘導し，ウイルス由来のリガンドを認識するTLRはI型インターフェロンの産生を誘導する．

SBO 16
到達目標 クローン選択説を説明できる．

【クローン選択説】

> **問題 16.1** クローン選択説に関する記述について，正しいものはどれか．
> 1 抗原に特異的な抗体は，侵入した抗原を鋳型としてつくられる．
> 2 抗原刺激により，その抗原に特異的な B 細胞クローンが生み出される．
> 3 1つの B 細胞は多種類の抗体をつくることができ，それらの中から抗原に特異的な抗体が選択されて免疫応答が起こる．
> 4 抗原によって選択された B 細胞クローンは分裂増殖して数を増やし，最終的に抗体産生細胞に分化する．
> 5 自己抗原反応性の B 細胞クローンは，記憶細胞として体内に残る．

重 要 事 項 クローン選択説は，多様な抗原に対する高い特異性と免疫記憶を特徴とする獲得免疫の原理を説明するために，1950年代にオーストラリアの免疫学者であるバーネットが提出した学説である（図 16.1）．

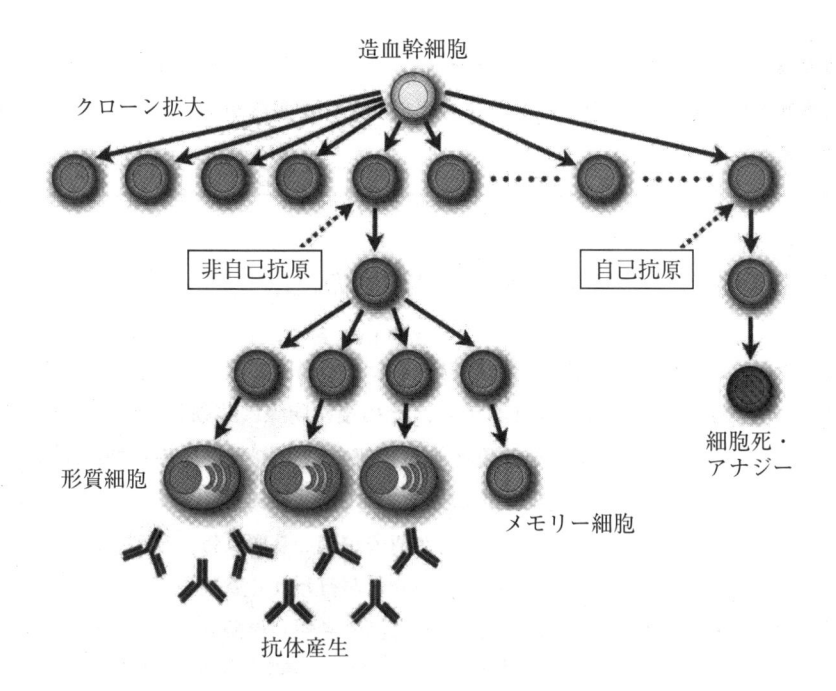

図 16.1　クローン選択説

遺伝子組換えにより，多様な抗原を認識できるB細胞の集団が用意される．そのようなB細胞のうち，自らが認識できる抗原と出会ったB細胞クローンは増殖し，抗体産生に特化した形質細胞へと成熟する．用意されたクローンのうち，自己に反応するものや，不完全な抗体を産生するクローンは排除される．多数のクローンをあらかじめ用意しておき，必要なクローンを増殖させることによって病原体に対応するという「クローン選択」は免疫系の重要なコンセプトである．
（市川厚，田中智之編（2008）わかりやすい免疫学，p.119，廣川書店より引用）

クローン選択説の基本となる考え方を以下に示す．
1) 生体は抗原に出会う前から抗原特異性の異なる多くのリンパ球クローンを準備している．これらのクローンはそれぞれ1種類の抗原受容体のみを発現する．
2) クローンの生成はランダムに起こるので，中には自己成分に対する反応性をもつクローンが生じる．このようなクローンは禁止クローンとして排除される．
3) 生体に侵入した抗原がその抗原と反応するクローンと結合すると，

そのクローンは刺激されて活性化する．つまり，抗原によってクローンが選択される．

4) 刺激されたクローンは分裂増殖して細胞数を増し（クローンの拡大），最終的にその抗原受容体と同じ抗原特異性をもつ抗体を大量に分泌する抗体産生細胞（形質細胞）に分化する．

5) 増殖した一部の細胞は記憶細胞（メモリー細胞）として体内に残り，再度の抗原侵入に際して迅速で強力な反応（二次免疫応答）を引き起こす．

解答と解説

1 × これはクローン選択説以前の1930〜40年代にポーリングにより提出された鋳型説（あるいは指令説）である．

2 × 抗原刺激によってクローンが生成するのではなく，抗原に出会う前から一揃いのクローンが用意されている．

3 × 1つのB細胞は1種類の抗体しかつくらない．

4 ○ 抗原によって選択されたクローンは，分裂して数を増やした後に抗体産生細胞に分化し，多量の抗体を分泌するようになる．

5 × 自己成分と反応するクローンは前もって排除されている．非自己成分と反応して増殖した細胞の一部が記憶細胞として残る．

正解 4

◆**確認問題**◆

次の文の正誤を判別し，○×で答えよ．

□□□ 1 クローン選択説は，自然免疫の基本原理を説明したものである．

□□□ 2 クローン選択説は，抗原特異性の異なる多くの種類の抗体の産生機構を遺伝子の再構成で説明した学説である．

□□□ 3 クローン選択説は，B細胞のみならずT細胞の抗原刺激による増殖・分化機構も説明できる．

□□□ 4 クローン選択説は，1つのB細胞は1種類の抗体しかつくらないことを前提としている．

□□□ 5 クローン選択説は，獲得免疫が自然免疫に比べて働くのに時間がかかることを説明できない．

正解と解説

1 × 自然免疫ではなく，獲得免疫における特異性の高い抗体産生の原理と免疫記憶を説明する学説である．
2 × クローン選択説は，抗体産生機構を細胞レベルで説明する学説である．学説が提出された当時は，幹細胞は体細胞突然変異によって多様性を獲得すると考えられていたが，その後の分子生物学の発展によって，遺伝子再構成によるDNA組換えなど分子レベルでの抗体産生機構の解明が進んだ．
3 ○ 当初は抗体産生機構を説明する学説であったが，その後の研究によって抗原受容体（TCR）をもつT細胞にも当てはまることがわかった．
4 ○ 抗体の特異性を細胞レベルで説明する要となる考えである．その後の研究で，抗体遺伝子の再構成による発現は，両親から受け継いだ一対のうちの片方でしか起こらないことが明らかにされた．これを対立遺伝子排除と呼ぶ．
5 × 生体はあらゆる抗原に対処できるように数多くのクローンを用意する必要があるので，必然的に各クローンの細胞数は限られる．そこで，十分な免疫応答を起こすために，抗原と反応した細胞はまず増殖して細胞数を増やす必要があり，そのために応答が見られるまでに時間がかかる．

SBO 17

到達目標 体液性免疫と細胞性免疫を比較して説明できる．

【体液性免疫と細胞性免疫の特徴】

問題 17.1 体液性免疫と細胞性免疫の特徴について正しい記述はどれか．
1 ヘルパーT（Th）細胞のうち，Th1細胞がTh2細胞より優位になると，体液性免疫が優位となる．
2 細胞外細菌の排除に関わるのは細胞性免疫のみである．
3 細胞内寄生細菌は細胞性免疫により排除される．
4 ウイルス感染に対応する免疫反応は細胞性免疫で，体液性免疫は関与しない．

5 Ⅳ型アレルギーは体液性免疫の代表例である．

重要事項 体液性免疫と細胞性免疫の相違点をまとめた．
〈細胞性免疫〉
① 抗原刺激により活性化した細胞傷害性 T (Tc) 細胞が感染細胞を破壊する．
② Th1 細胞が産生する IFN-γ などにより活性化したマクロファージが微生物を傷害する．

代表的な例は，ウイルス感染細胞の排除，腫瘍細胞の排除，細胞内寄生菌の排除，移植組織の排除，Ⅳ型アレルギーなど．

〈体液性免疫〉
抗原刺激を受けた B 細胞が形質細胞となり，抗体を産生する．抗体の機能は，以下のようなものであり，こうした反応が体液性免疫を構成する．
① 好中球やマクロファージには抗体の Fc 領域に対する受容体が存在し，抗体が結合（オプソニン化）した抗原を効率よく捕え処理する（貪食促進作用）．
② 抗体（中和抗体）が細菌の毒素に結合することで毒性が失われたり，ウイルスに結合することでウイルスの感染能が失われたりする（中和反応）．
③ 抗体の Fc 領域に補体が結合して活性化する（補体活性化反応）．活性化した補体は微生物をコート（オプソニン化）して食細胞に取り込まれやすくしたり，膜侵襲複合体（MAC）をつくって微生物を殺したりする．
④ 粘膜面では，分泌型 IgA 抗体が微生物に結合し，粘液による排除を容易にする．
⑤ NK 細胞などには抗体の Fc 領域に対する受容体が存在し，抗体が付着した腫瘍細胞やウイルス感染細胞を効率よく傷害する［抗体依存性細胞傷害作用（ADCC）］．

体液性免疫の代表的な例は，細胞外で増殖する病原体の排除，Ⅰ～Ⅲ型アレルギーなど．

解答と解説　1　×　ヘルパーT（Th）細胞は，産生するサイトカインによりTh1とTh2に分類される．Th1が優位の場合は細胞性免疫，Th2が優位の場合は体液性免疫が優位となる．
　　　　　　2　×　細胞外細菌の排除には体液性免疫も重要な働きを担う．
　　　　　　3　○　貪食により食細胞内に取り込まれた細胞内寄生細菌は，食細胞内の殺菌機構に抵抗するエスケープ機構をもっており，食細胞内で増殖する．これらの細胞内寄生細菌の排除には，初期はNK細胞，次いでTc細胞が働き，感染した食細胞ごと排除する（細胞性免疫）．
　　　　　　4　×　ウイルスが体液や血中にある時，抗体（抗ウイルス抗体）がウイルスに結合し，宿主細胞へのウイルス侵入を阻止する（中和反応）．抗体はタンパク質であり，細胞内に入ることができないため，ウイルスがこのような体液性免疫をすり抜け細胞内に侵入してしまった場合には，ウイルス感染細胞ごと細胞性免疫により破壊される．
　　　　　　5　×　アレルギーはⅠ～Ⅳ型に分類されるが，Ⅰ，Ⅱ，Ⅲ型アレルギーは抗体が関与する体液性免疫により，Ⅳ型アレルギーは細胞性免疫により，誘導される．

正解　3

【体液性免疫の特徴】

問題 17.2　体液性免疫について正しいのはどれか．
1　抗原と抗体の反応は共有結合である．
2　細菌そのものを認識する抗体のほか，細菌の毒素を中和し，毒素の作用をなくしてしまう抗体がある．
3　抗体による補体活性化は，抗原と結合していない抗体によって起こる．
4　抗体の特異性は高く，1つの抗原に対して生成された抗体が他の抗原を認識することはない．
5　IgEが結合した抗原は，マクロファージにより排除される．

2. 身体をまもる

重要事項 抗原抗体反応の特性をしっかり理解しておくことは，「抗原抗体反応を利用した検査方法」を理解する上でも重要である．

解答と解説

1 × 抗原と抗体の結合は非共有結合であり，抗原と抗体の間には，水素結合，静電気力，ファンデルワールス力，疎水結合などの分子間引力が働く．

2 ○ 細菌の毒素を中和し，毒素の作用をなくしてしまう抗体は中和抗体と呼ばれる．

3 × 抗体による補体の活性化（古典経路）は，抗体分子が抗原と結合することによって生じる免疫複合体が，C1を活性化することから始まる．

4 × 1つの抗原に対して生成された抗体が他の抗原を認識することは，交差反応と呼ばれる．

5 × マクロファージにはFcγ受容体があり，IgGによりオプソニン化された抗原を効率よく排除することができる．一方，IgEに結合するFcε受容体をもつのはマスト細胞や好塩基球で，IgEに抗原が結合すると脱顆粒が促進され，炎症性メディエーターが放出される．

正解 2

◆確認問題◆

次の文の正誤を判別し，○×で答えよ．

□□□ 1 抗体が関与する免疫を体液性免疫という．
□□□ 2 B細胞は形質細胞となり，抗体を産生する．
□□□ 3 自然免疫において，細胞性免疫を担うのはNK細胞と食細胞である．
□□□ 4 獲得免疫において，細胞性免疫を担うのはTc細胞のみである．
□□□ 5 移植組織は，体液性免疫により排除される．
□□□ 6 抗ウイルス抗体は，感染細胞内のウイルス排除に関与する．
□□□ 7 NK細胞には，抗体のFc領域に対する受容体が存在する．
□□□ 8 Fc受容体をもつ細胞が，標的細胞の細胞膜上の抗原に結合した抗体にFc受容体を介して結合し，標的細胞を傷害する反応を抗体依存性細胞傷害作用（ADCC）という．

正解と解説

1 ○
2 ○
3 ○
4 × 獲得免疫において，細胞傷害を担うのは Tc 細胞とマクロファージであり，Tc 細胞は Th 細胞の補助を必要とする．
5 × 移植組織を破壊するのは主として Tc 細胞であり，細胞性免疫である．
6 × 抗体は抗原に結合して作用するが，タンパク質である抗体は細胞内に入ることができない．したがって，細胞内のウイルス排除に関わることができない．
7 ○ NK 細胞は IgG の Fc に対する受容体（Fcγ 受容体）をもっており，IgG に依存した ADCC 活性を発揮することができる．
8 ○ NK 細胞や好中球は Fcγ 受容体をもち，IgG で覆われた標的細胞を認識して直接攻撃する．一方，好塩基球や肥満細胞には IgE の Fc に対する受容体（Fcε 受容体）が存在する．このように，本来抗原特異性をもたない細胞も，Fc 受容体を利用することにより，より特異的な免疫反応（獲得免疫応答）に参加することが可能となる．

2.2 ◆ 免疫を担当する組織・細胞

SBO 18

到達目標 免疫に関与する組織と細胞を列挙できる.

【免疫に関与する組織と細胞】

> **問題 18.1** 免疫に関与する組織と細胞について正しいものはどれか.
> 1 パイエル板は,気管支の粘膜免疫を担う.
> 2 T細胞は,骨髄で最終的に分化成熟する.
> 3 単球は,組織に浸潤してマクロファージとなる.
> 4 好塩基球は,組織に浸潤してマスト(肥満)細胞となる.
> 5 肝臓の樹状細胞は,ランゲルハンス細胞とよばれる.

重要事項 免疫に関与する組織を表 18.1 に,免疫担当細胞を表 18.2 にまとめた.

表 18.1

分類	組織	主な機能・特徴
一次リンパ組織	骨髄	造血幹細胞が存在し,血球細胞を産生する. 顆粒球や単球を成熟させる. B細胞を分化成熟させる.
	胸腺	T細胞を分化成熟させる.
二次リンパ組織	脾臓	赤脾髄:マクロファージが血液中の異物や老化した赤血球を除去する(血液のフィルターの役割). 白脾髄:リンパ球が抗原提示細胞と出会い活性化される.
	リンパ節	リンパ管の集合した場所に形成されている. 樹状細胞などの抗原提示細胞とリンパ球が出会う場である.
	粘膜関連リンパ組織	リンパ節と同様に抗原提示に関与する. 代表的組織は腸管に存在するパイエル板など.

表 18.2

細　　胞		主な機能・特徴
リンパ球	B 細胞	細胞表面に B 細胞受容体(BCR)があり，抗原を認識する．抗体産生に際し，Th 細胞に抗原を提示する抗原提示細胞として機能する．最終分化して抗体産生細胞になった B 細胞を形質細胞という．
	T 細胞	細胞表面に T 細胞受容体(TCR)があり，抗原を認識する． ① 細胞傷害性 T (Tc) 細胞：細胞表面に CD8 を発現する．獲得免疫においてウイルス感染細胞などを破壊する． ② ヘルパー T (Th) 細胞：細胞表面に CD4 を発現する．サイトカインを分泌し，免疫反応を調節する．
	NK 細胞	自然免疫においてウイルス感染細胞などを破壊する．
顆粒球	好中球	血液中で最多の白血球．抗体や補体が結合した病原体を活発に貪食する．
	好塩基球	ヒスタミンなどを含む顆粒をもち，炎症開始に重要な役割を果たす．
	好酸球	寄生虫排除に重要な役割を果たす． I 型アレルギーにおいて宿主組織の傷害を起こす．
単核食細胞	単球	血液中に存在する未分化な細胞で，組織に移行して最終分化を遂げマクロファージとなる．
	マクロファージ	単球が組織に移行して最終分化を遂げたもの．様々な組織に存在し，通常は生体内環境維持に働くが，病原体侵入時には病原体を貪食する．サイトカインを産生し，炎症反応を引き起こす．MHC クラス II 分子をもち抗原提示する．組織により異なる名前でよばれる．肝臓ではクッパー細胞，骨組織では破骨細胞，脳ではミクログリアなど．
マスト（肥満）細胞		結合組織や粘膜組織に存在しており，血中には存在しない．血中に存在する好塩基球と類似した機能をもつが，好塩基球が組織に移行したものではない．I 型アレルギーや炎症開始に働く．
樹状細胞		病原体侵入時には抗原を細胞内に取り込んで二次リンパ組織に運搬し，抗原提示する．抗原提示のために組織間を移動する唯一の細胞である．皮膚の表皮に分布する樹状細胞は，ランゲルハンス細胞とよばれる．

解答と解説　1　×　パイエル板が担っているのは腸管の粘膜免疫である．

2　×　T 細胞は骨髄でつくられるが，分化成熟する場は胸腺

(thymus) である.
3 ○ 血液中の単球が組織内に移行して最終分化を遂げると，マクロファージとよばれる.
4 × 好塩基球とマスト細胞の機能は類似しているが，分化成熟する場は，好塩基球は骨髄，マスト細胞は組織であり，好塩基球が組織内に移行してマスト細胞となるのではない.
5 × ランゲルハンス細胞は，皮膚組織に分布する樹状細胞である.

正解 3

◆確認問題◆

次の文の正誤を判別し，○×で答えよ.

□□□ 1 一次リンパ組織とは，抗原提示細胞とリンパ球が出会い，免疫反応が開始する場である.
□□□ 2 T細胞は胸腺において分化する.
□□□ 3 脾臓はリンパ管の集合した場所に形成されている.
□□□ 4 リンパ球はリンパ管と組織に存在し，血中には存在しない.
□□□ 5 消化管や気道など，粘膜表面から侵入した抗原に応答するリンパ組織を粘膜関連リンパ組織という.
□□□ 6 マクロファージは，食作用と抗原提示作用をもつ.
□□□ 7 好中球は自然免疫に関与する細胞であり，抗体でオプソニン化された細菌を貪食することはない.
□□□ 8 好酸球は，寄生虫の排除に関与する.
□□□ 9 マスト細胞，樹状細胞，マクロファージの共通点は，組織に存在し血中に存在しないことである.
□□□ 10 B細胞は抗原提示細胞としての働きもある.

正解と解説

1 × リンパ組織は一次リンパ組織と二次リンパ組織に分類されるが，抗原提示細胞とリンパ球が出会い，免疫反応が開始するのは二次リンパ組織である．一次リンパ組織は，免疫担当細胞がつくられ，分化成熟する場である.

2	○	骨髄から胸腺に移動したばかりのT前駆細胞は，まだ CD4 や CD8 といった T細胞表面マーカーを発現していない．
3	×	脾臓は，リンパ管系ではなく血管系に存在する組織で，血液中を循環するリンパ球が出入りする．
4	×	リンパ球は，血管とリンパ管を通って体内を循環している．
5	○	腸管や気管支など，異物にさらされやすい組織の粘膜には特殊な防御機構が備わっており，また，主要な役割を果たす抗体は IgA である．代表的な粘膜関連リンパ組織は，小腸のパイエル板である．
6	○	マクロファージは大型の食細胞で，貪食により異物を処理し（食作用），MHC クラス II 分子上に抗原を提示する（抗原提示作用）．
7	×	好中球には補体の C3b, C5b の受容体が存在し，補体でオプソニン化された細菌を効率よく貪食するほか，IgG の Fc 領域に対する受容体が存在し，抗体でオプソニン化された細菌を効率よく貪食する．
8	○	好酸球は，寄生虫の排除に関与するほか，I 型アレルギーにも関与する．
9	○	これらの免疫担当細胞は，血中ではなく組織中に存在している．
10	○	抗原に出会ったB細胞は，抗原を BCR に結合して捕捉し，細胞内に取り込む．細胞内で分解して得られた抗原ペプチドは，B細胞の MHC クラス II 分子上に提示される．この MHC クラス II 分子上の抗原を認識した Th 細胞がB細胞を活性化し，B細胞はクローン増殖する．このように，B細胞は抗原提示細胞として機能する．

SBO 19

到達目標 免疫担当細胞の種類と役割を説明できる．

【抗原の提示と認識に関わる免疫細胞】

問題 19.1 抗原とその認識に関する記述として正しいものはどれか．
1 ナチュラルキラー（NK）細胞は腫瘍に特異的な抗原を認識する．
2 CD8$^+$T細胞は MHC クラス II 分子により提示された抗原を認識する．

3 樹状細胞やマクロファージはどちらも抗原提示細胞である．
4 CD4$^+$T 細胞は細胞質内で生じた抗原に対して応答する．
5 オプソニン化により T 細胞による抗原認識が促進される．

解答と解説
1 × ナチュラルキラー（NK）細胞は抗原特異性をもたず，腫瘍細胞やウイルス感染細胞に対して細胞傷害作用を発揮する．
2 × CD8$^+$T 細胞は MHC クラス I 分子により提示された細胞質由来の抗原（ウイルス由来のペプチドなど）を認識する．
3 ○ どちらも代表的な抗原提示細胞であるが，樹状細胞はマクロファージよりも格段に高い抗原提示能をもつ．
4 × CD4$^+$T 細胞は，マクロファージや樹状細胞に取り込まれ，MHC クラス II 分子により提示された外来性の抗原を認識する．
5 × 抗体や補体により異物がオプソニン化されると，Fc 受容体や補体受容体を介して好中球やマクロファージによる貪食が促進される．

正解 3

【T 細胞および B 細胞の特徴と役割】

問題 19.2 次の記述のうち T 細胞と B 細胞に共通するものはどれか．
1 活性化したものは形質細胞とよばれる．
2 MHC クラス II 分子により抗原提示を行う．
3 骨髄で生成し，胸腺で成熟する．
4 パーフォリンやグランザイムを産生するものがある．
5 免疫記憶細胞として長期間残るものがある．

解答と解説
1 × 形質細胞とはプラズマ細胞ともよばれ，活性化して抗体産生に特化した B 細胞のことである．

2 × B細胞はMHCクラスII分子を細胞表面に発現し，マクロファージや樹状細胞と同様に抗原提示細胞としても機能する．

3 × T細胞もB細胞も骨髄で生成するが，その後胸腺へ移動して分化するのはT細胞のみである．

4 × 細胞傷害性T細胞（キラーT細胞）はパーフォリンにより細胞膜に穴を開け，タンパク質分解酵素群であるグランザイムを注入して標的細胞を破壊する．

5 ○ T細胞もB細胞も活性化した細胞の一部がメモリー細胞として生き残り，免疫の記憶に関与する．

正解 5

【顆粒球の種類と役割】

問題 19.3 顆粒球に関する記述として正しいものはどれか．
1 好中球は病原体への殺傷能力が強く，寿命も長い．
2 好中球はMHCクラスII分子を介して抗原提示することができる．
3 好中球はパーフォリンやグランザイムにより細菌を破壊する．
4 I型アレルギーには好酸球や好塩基球が関与する．
5 好塩基球は抗体依存性細胞傷害活性（ADCC）を有する．

解答と解説
1 × 好中球の殺菌作用は非常に強いが，寿命は短い．
2 × 好中球は貪食能は高いが抗原提示能はない．
3 × 好中球はプロテアーゼ，ディフェンシンなどの抗菌ペプチド，活性酸素などにより細菌を破壊する．
4 ○ I型アレルギーではこの他にマスト細胞が重要である．
5 × 好塩基球は，IgEを結合するFcε受容体をもつが，ADCCを起こすことはない．

正解 4

◆確認問題◆

次の文の正誤を判別し，○×で答えよ．

□□□ **1** 好中球は血中で通常最も数が多い白血球である．
□□□ **2** 慢性アレルギー疾患では好酸球の減少がみられることがある．
□□□ **3** 細胞傷害性T細胞（キラーT細胞）は標的細胞にネクローシスを誘導する．
□□□ **4** 細胞傷害性T細胞（キラーT細胞）は細胞質内で生じた抗原に対して応答する．
□□□ **5** Th1タイプのヘルパーT細胞は体液性免疫を誘導するサイトカインを産生する．
□□□ **6** T細胞は1つの細胞表面上に多種類の抗原受容体を発現し，多彩な抗原の侵入に備える．
□□□ **7** マクロファージは貪食した抗原をMHCクラスⅡ分子とともに抗原提示する．
□□□ **8** マスト細胞はⅠ型アレルギーや寄生虫感染防御に関与する．

正解と解説

1 ○ 個人差はあるが，顆粒球は白血球全体の約60％，そのうち約90％を好中球が占める．
2 × 慢性アレルギー疾患では好酸球や好塩基球の数が増加することが多い．
3 × 細胞傷害性T細胞は細胞膜にパーフォリンで穴を開けグランザイムを注入，あるいはFASリガンド/FASのシグナルを介することにより，標的細胞にアポトーシスを誘導する．
4 ○ 細胞傷害性T細胞は細胞内で生じたウイルスタンパク質由来のペプチドなどが提示されたMHCクラスⅠ分子を認識し，これに応答する．
5 × Th1細胞は細胞性免疫を誘導するサイトカインを，またTh2細胞は体液性免疫を誘導するサイトカインを産生する．
6 × T細胞もB細胞も1つの細胞表面に発現する抗原受容体は1種類のみである．
7 ○ 通常，食細胞に取り込まれた抗原はMHCクラスⅡ分子とともに提示される．

2.2 免疫を担当する組織・細胞

ただし樹状細胞は取り込んだ外来性抗原をクロスプレゼンテーションにより MHC クラス I 分子上に提示することもある.

8 ○ 寄生虫感染の時にはヒスタミンを放出することにより下痢を誘発し,体内から排除させるように働く.

SBO 20

到達目標 食細胞が自然免疫で果たす役割を説明できる.

【貪食のメカニズム】

> **問題 20.1** 食細胞による異物の貪食を示す正しい記述はどれか.
> 1 食細胞表面の Fcγ 受容体が細菌の細胞壁に直接結合して菌を取り込む.
> 2 食細胞表面の Toll 様受容体が異物表面に結合した免疫グロブリンを認識して異物を取り込む.
> 3 食細胞表面の主要組織適合遺伝子複合体(MHC)クラス II 分子が異物タンパク質を認識して細胞内に取り込む.
> 4 粒子状異物をファゴソーム内に取り込む.
> 5 水溶性異物をファゴソーム内に取り込み,リソゾーム酵素を細胞外に放出する.

重要事項 食細胞は粒子状異物を様々な受容体を使って認識し,細胞内のファゴソーム内に取り込む.ファゴソームはリソゾームと融合し,リソゾーム内の酵素によって異物が加水分解される.ファゴソーム膜には活性酸素産生に関わる酵素群もあり,産生された活性酸素種によって異物は酸化的分解を受ける.殺菌には活性酸素種やリソゾーム酵素類の相互の作用が重要である.

異物認識に関わる食細胞の受容体の特徴を表 20.1 に示す.

表 20.1

受容体		リガンド	作用
Toll 様受容体（TLR）	TLR2	ペプチドグリカンなど	サイトカイン産生 接着タンパク発現
	TLR4	リポ多糖	
	TLR9	CpG-DNA	
レクチン様受容体	マンノース受容体	微生物マンノース糖鎖	微生物の貪食 活性酸素種産生
	β-グルカン受容体	真菌細胞壁 β-グルカン	サイトカイン産生 接着タンパク発現
Fcγ受容体	FcγRI	IgG の Fc 領域	IgG 結合型免疫複合体の貪食 活性酸素種産生 サイトカイン産生 接着タンパク発現
補体受容体	CR1	C3b	オプソニン化された異物の貪食
	CR3	C3b, iC3b	
スカベンジャー受容体	SR-A	陰イオン性高分子酸化脂質	細胞内取込み サイトカイン産生 活性酸素種産生
	SR-B, CD36		

表 20.2 微生物の貪食と殺菌

微生物殺菌に関わる食細胞の酵素	作用
NADPH オキシダーゼ（NOX）	スーパーオキシド O_2^- の産生
ミエロペルオキシダーゼ（MPO）	次亜ハロゲン化物（次亜塩素酸など）の産生
一酸化窒素合成酵素　（iNOS）	一酸化窒素（NO）産生
リソゾーム酵素類	ファゴリソゾーム内の異物消化

解答と解説

1　×　Fcγ受容体は異物に結合した抗体（免疫グロブリン）の Fc 部分に結合して異物の取込みを促進する．

2　×　Toll 様受容体は，微生物に特有の物質（リポ多糖，リポタンパク質，核酸など）に直接結合して，食細胞を活性化するシグナル伝達経路を刺激する．

3　×　MHC クラス II 分子は，異物のペプチド断片と結合する性質を有しており，タンパク質のような高分子物質とは直接結合できない．また，MHC クラス II 分子は抗原提示のための

2.2 免疫を担当する組織・細胞　73

　　　　　　　　　仕組みであり，抗原の取込みとは無関係である．
　　　　4　○　細菌のような粒子状物質は食細胞のファゴソーム内に取り
　　　　　　　込まれ，活性酸素やリソゾーム酵素などにより，殺菌，分
　　　　　　　解される．
　　　　5　×　水溶性異物は飲作用によって，ファゴソームでなくエンド
　　　　　　　ソーム内に取り込まれ，リソゾーム酵素などによる消化を
　　　　　　　受ける．

　　　　　　　　　　　　　　　　　　　　　　　　　　　正解　4

【マクロファージの機能】

> 問題 20.2　次に示すマクロファージの機能のうち，獲得免疫の促進にかかわるものはどれか．
> 1　酸化脂質を取り込み，泡沫化細胞になる．
> 2　細菌を取り込み，肉芽組織を形成する．
> 3　異物を取り込み，異物のペプチド断片をMHCクラスⅡ分子と共に細胞表面に提示する．
> 4　老化細胞を取り込み，分解する．
> 5　サイトカインを産生し，好中球の遊走を促進する．

重要事項　獲得免疫はT細胞の働きに依存しているが，マクロファージはT細胞に抗原提示することで自然免疫から獲得免疫に移行する境界での橋渡し的な役割を演じている．

解答と解説
1　×　マクロファージの血管壁における泡沫化は，動脈硬化などの発症原因として考えられている．
2　×　結核菌などの細胞内寄生細菌を取り込んだマクロファージが殺菌できない場合，菌体の周辺に食細胞が集積し肉芽組織を形成する．
3　○　マクロファージの機能の1つに抗原提示能がある．細胞内に取り込んだタンパク質性抗原をペプチド断片に分解し，

		MHCクラスⅡ分子と共に細胞表面に抗原ペプチドを提示し，ヘルパーT細胞の抗原特異的反応を促進させる．
4	×	老化細胞を取り込んだマクロファージは，炎症性反応を促進させる作用が低下しており，獲得免疫を促進させる直接的な効果には関わらない．
5	×	マクロファージが活性化して産生するTNF-αやIL-1は好中球の局所への遊走を促進する．

正解 3

◆確認問題◆

次の文の正誤を判別し，○×で答えよ．

☐☐☐ **1** 食細胞にはマクロファージ，好中球，ナチュラルキラー（NK）細胞が含まれる．

☐☐☐ **2** マクロファージは微生物菌体成分を特異的に認識する受容体を有している．

☐☐☐ **3** 食細胞は微生物成分に結合するとサイトカインを産生し，白血球の機能を調節する．

☐☐☐ **4** 好中球のNADPHオキシダーゼは塩素イオンと過酸化水素との反応を触媒し，次亜塩素酸を産生する．

☐☐☐ **5** マクロファージは，リンパ球から分化した組織固有の食細胞である．

☐☐☐ **6** 好中球は，健常人の末梢血顆粒球の中で最も多い白血球である．

☐☐☐ **7** 好中球は，抗体や補体でオプソニン化された異物を食作用によって細胞内に取り込むことができる．

☐☐☐ **8** マクロファージは尿酸結晶を細胞内に取り込み，IL-1βなどの炎症に関わるサイトカインを産生する．

☐☐☐ **9** マクロファージが産生する腫瘍壊死因子（TNF-α）は血管内皮細胞を活性化する．

☐☐☐ **10** 好中球はMHCクラスⅡ分子を有し，ヘルパーT細胞に抗原を提示する．

☐☐☐ **11** マクロファージはIFN-γで活性化されるとMHCクラスⅡ分子や接着タンパク分子の細胞表面発現を高める．

☐☐☐ **12** マクロファージはIL-12を産生し，Th1型ヘルパーT細胞を活性化する．

□□□ 13 マクロファージは Th2 型ヘルパー T 細胞が産生する IFN-γ により，活性化される．
□□□ 14 マクロファージの活性化は IL-10 により抑制される．

正解と解説

1 × 食細胞はマクロファージなどの単核食細胞や好中球などの顆粒球が属し，ナチュラルキラー細胞には異物の食作用はない．
2 ○ マクロファージなどの食細胞には Toll 様受容体（TLR）などの受容体があり，これらを使って微生物特有のリポ多糖体，リポタンパク質，核酸などを認識する．
3 ○ TLR などからの刺激によって食細胞内のシグナル伝達機構が活性化され，TNF-α や IL-1 などの様々なサイトカインの産生が促進される．
4 × 好中球のミエロペルオキシダーゼ（MPO）は H_2O_2 と Cl^- との反応を触媒して次亜塩素酸の生成を促進し，殺菌作用を発揮する．NADPH オキシダーゼはスーパーオキシド（O_2^-）の産生に関わる．
5 × マクロファージは単球から分化して生じる組織固有の単核食細胞である．脳ではミクログリア，肺では肺胞マクロファージ，肝臓ではクッパー細胞などの名称をもつ．
6 ○ 好中球はヒト末梢血顆粒球の中で最も多い白血球であり，顆粒球（好中球，好酸球，好塩基球）の 90％ 程度を占める．
7 ○ 好中球や単核食細胞は Fcγ 受容体や補体受容体（CR1，CR3）をもち，オプソニン化された異物を細胞内に取り込む能力をもつ．
8 ○ 尿酸やアルミニウム塩などの不溶物を細胞内に取り込むと，Caspase-1 の活性化が起こり，IL-1β や IL-18 などの産生を介して，炎症反応を促進する．
9 ○ 微生物成分を認識したマクロファージは TNF-α などのサイトカインを産生し，血管内皮細胞などの周辺の細胞を活性化する働きを有する．
10 × 好中球は MHC クラス II 分子をもたず，ヘルパー T 細胞に抗原提示できない．
11 ○ IFN-γ は抗原提示細胞の MHC クラス II 分子発現を高めることで抗原提示作用を促進する．
12 ○ 微生物成分を認識したマクロファージは IL-12 を産生し，Th1 型ヘルパー T 細胞の活性化を促進する．

13 × IFN-γ は Th1 型のヘルパー T 細胞，ナチュラルキラー（NK）細胞，キラー T 細胞などから産生され，マクロファージの抗微生物作用を増強する．
14 ○ IL-10 は免疫応答に抑制的に作用するサイトカインである．

SBO 21
到達目標 免疫反応における主な細胞間ネットワークについて説明できる．

【免疫反応における細胞間相互作用】

> **問題 21.1** 免疫反応における細胞間相互作用について，正しい記述はどれか．
> 1 T 細胞は抗原提示細胞と直接接触することにより，抗原を認識する．
> 2 B 細胞は抗原提示細胞と直接接触することにより，抗原を認識する．
> 3 抗体のクラスは免疫応答に対応して変わるが，このときに Th 細胞の補助は必要としない．
> 4 ケモカインは，リンパ球の血管外遊走に関与するが，リンパ節内への集積には関与しない．
> 5 自然免疫と獲得免疫の間を介在する細胞はマクロファージのみである．

解答と解説
1 ○ T 細胞は T 細胞受容体（TCR）により，抗原提示細胞の MHC 分子上に提示された抗原を認識する．
2 × B 細胞は，抗原提示細胞を介するのではなく，直接，B 細胞受容体（BCR）に結合した抗原を認識する．BCR に結合してエンドサイトーシスにより取り込まれた抗原は，消化されてペプチド断片となり MHC クラス II 分子上に提示される．すなわち，B 細胞自身が抗原提示細胞として機能する．

3 × 抗体のクラススイッチには，Th細胞の補助が必要である．
4 × ケモカインはリンパ球などの白血球がリンパ節内で特定の場所に集積する過程でもはたらく．
5 × 樹状細胞は抗原提示のために組織間を移動する唯一の細胞で，自然免疫と獲得免疫をつなぐ架け橋として重要である．

正解　1

【サイトカインを介した細胞間ネットワーク】

問題21.2　サイトカインを介した細胞間ネットワークの記述について，正しいものはどれか．
1　マクロファージが産生するIL-12は，Th0細胞からTh1細胞への分化を促進する．
2　NK細胞が産生するIL-4は，Th0細胞からTh1細胞への分化を促進する．
3　Th0細胞の産生するIFN-γは，Th0細胞のTh2細胞への分化を促進する．
4　マクロファージが産生するIL-1は，Th0細胞のTh2細胞への分化を促進する．
5　IL-2は，Th2細胞の増殖を促進する．

重要事項　サイトカインネットワークによるヘルパーT（Th）細胞の分化を図21.1にまとめた．Th細胞は産生するサイトカインによりTh1とTh2に分類されるが，Th0細胞からTh1細胞あるいはTh2細胞に分化する過程を推し進めるのも，サイトカインである．

図 21.1

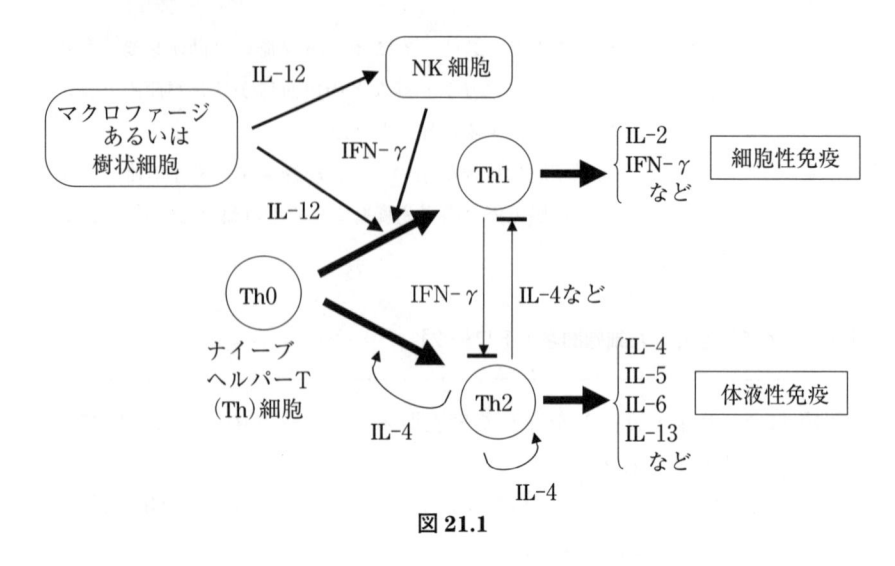

解答と解説

1 ○ 図 21.1 参照.
2 × IL-4 は Th2 細胞などが産生するサイトカインで, Th0 細胞から Th2 細胞への分化を促進し, Th0 細胞から Th1 細胞への分化を抑制する.
3 × Th1 細胞が産生する IFN-γ は, Th0 細胞から Th2 細胞への分化を抑制する.
4 × IL-1 は炎症性サイトカインで, Th0 細胞の分化には関与しない.
5 × Th2 細胞の増殖を促進するのは IL-4 である.

正解 1

◆確認問題◆

次の文の正誤を判別し, ○×で答えよ.

□□□ 1 TCR は, T 細胞がもつ抗原認識受容体である.
□□□ 2 BCR は, 膜貫通型の抗体分子である.
□□□ 3 リンパ節で抗原刺激を受けた T 細胞は, リンパ管から排出されて循環血中に戻り, 別のリンパ節に移動する.
□□□ 4 リンパ節で抗原提示を受けなかった T 細胞は, リンパ管から排出され

て，別のリンパ節に移動する．
- □□□ 5 IL-4は，IgMからIgEへのクラススイッチを誘導する．
- □□□ 6 IFN-γは，IgMからIgEへのクラススイッチを誘導する．
- □□□ 7 IL-12は，IFN-γの産生を促進する．

正解と解説

1 ○ T細胞受容体（TCR）は，T細胞が抗原を認識するのに必要な分子である．
2 ○ 抗体分子はB細胞の膜結合型分子で，B細胞が成熟して抗体産生に特化した形質細胞となると，分泌型に変換される．
3 × 抗原提示を受け活性化したT細胞は，血液からリンパ節に戻ることなく，病原体が侵入した場所へ移動する
4 ○ リンパ節に移動したナイーブT細胞は，自らが認識できる抗原と出会わなかった場合，リンパ管から排出され，別のリンパ節へ移動するというサイクルを繰り返す．
5 ○ 抗体のクラススイッチは，Th細胞の産生するサイトカインの作用によって決まる．
6 × IFN-γは，IgMからIgEへのクラススイッチを抑制する．
7 ○ 図21.1参照．

2.3 ◆ 分子レベルで見た免疫のしくみ

SBO 22

到達目標 抗体分子の種類，構造，役割を説明できる．

【抗体分子の構造】

> **問題 22.1** 抗体分子の構造に関する記述について，正しいものはどれか．
> 1. 抗体分子の可変部はC末端側に，定常部はN末端側にそれぞれ存在する．
> 2. 抗体のH鎖とL鎖にはそれぞれ1つの可変部があるので，2本のH鎖と2本のL鎖からなるIgGの1分子には抗原結合部位が4つある．
> 3. 抗体のL鎖は，約110個のアミノ酸からなるドメイン構造を2つもつ．
> 4. 抗体のL鎖には，κ鎖とλ鎖の2つのタイプがあり，個人によってもつタイプが異なる．
> 5. 1分子のIgGを2-メルカプトエタノールで還元すると，2分子のFab断片と1分子のFc断片が生じる．

重要事項 抗体は，2本のH鎖（分子量約5万）と2本のL鎖（分子量約2.5万）の計4本のポリペプチド鎖がジスルフィド結合で結びついた基本構造をもつ（図22.1）．

2.3 分子レベルで見た免疫のしくみ

図中ラベル: 抗原結合部位, N 末端側, H 鎖, 抗原結合部位, V_H, ヒンジ領域, V_H, L 鎖, V_L, C_{H1}, C_{H1}, V_L, 可変部, C_L, C_L, C_{H2}, C_{H2}, 定常部, C_{H3}, C_{H3}, C 末端側

……… 鎖間ジスルフィド結合
● V セット免疫グロブリン様ドメイン
○ C セット免疫グロブリン様ドメイン

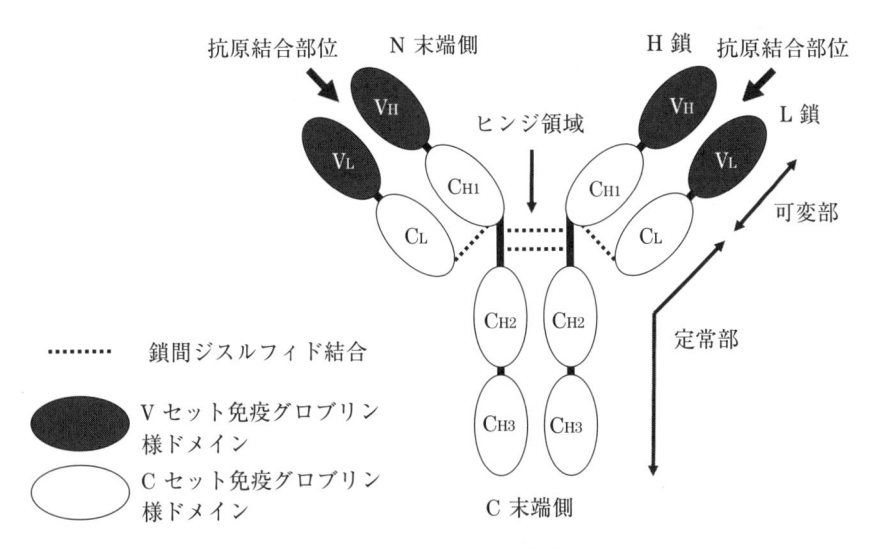

図 22.1 抗体の基本構造

抗体分子は 2 本の同一の H 鎖と 2 本の同一の L 鎖からなる．H 鎖と L 鎖，また H 鎖同士はジスルフィド結合で結ばれている．H 鎖，L 鎖ともに免疫グロブリン様ドメインと呼ばれるアミノ酸約 110 個からなる構造単位から構成される．可変部を形成するドメインは V セット，定常部を形成するドメインは C セットと呼ばれる．L 鎖の可変部ドメイン（V_L）と H 鎖の可変部ドメイン（V_H）が組み合わさって 1 つの抗原結合部位を形成している．
（市川厚，田中智之（2008）わかりやすい免疫学，廣川書店より引用）

　　H 鎖と L 鎖はともに 1 つの鎖内ジスルフィド結合を含む約 110 個のアミノ酸残基からなる基本単位（免疫グロブリン様ドメイン）からなっている．N 末端のドメインは可変部（可変領域）と呼ばれ，異なる抗体間で部分的に異なる構造をしている．H 鎖の可変部と L 鎖の可変部が組み合わさって 1 つの抗原結合部位を形成する．可変部を除いた C 末端部分は，抗原特異性に関係なく一定の構造をしているので，定常部（定常領域）と呼ばれる．

解答と解説　1　×　可変部は，H 鎖と L 鎖のそれぞれの N 末端側にある．
　　　　　　　2　×　ジスルフィド結合で結びついた 1 本の H 鎖と 1 本の L 鎖の可変部（V_H と V_L）が組み合わさって 1 つの抗原結合部位を形成する．したがって，1 分子の IgG には抗原結合部位が

2つある.

3 ○ L鎖は2つの免疫グロブリン様ドメインから構成され，N末端側のドメインが可変部（V_L），C末端側のドメインが定常部（C_L）である．

4 × L鎖には定常部のアミノ酸配列が異なるκ鎖とλ鎖の2種類があり，どの個人も両方のタイプをもつ．

5 × IgGは2本のH鎖同士と，1本のH鎖と1本のL鎖がジスルフィド結合で結びついているので，還元されると2本のH鎖と2本のL鎖に分かれる．なお，2分子のFab断片と1分子のFc断片が生じるのは，IgGをタンパク質分解酵素のパパインで処理した場合である．ペプシンで処理すると1分子のF(ab′)$_2$断片が生じ，Fc部は小さなペプチド断片にまで分解される．

正解 3

【抗体の種類】

問題22.2 抗体の種類に関する記述について，正しいものはどれか．
1 抗体は，L鎖の定常部の違いにより異なるクラスに分けられる．
2 健常人の血清中で最も多く含まれる抗体クラスはIgGで，最も少ないのはIgAである．
3 IgMは，IgG様の基本構造を5つもつ五量体である．
4 IgEは，分泌液中に二量体として含まれる．
5 IgAには胎盤通過性があるので，新生児の免疫応答に重要な役割を果たす．

重要事項 抗体はH鎖の定常部の違いにより，5つのクラス（IgM, IgG, IgA, IgE, IgD）に分けられる．また，IgGはIgG1～IgG4の4つのサブクラス，IgAはIgA1とIgA2の2つのサブクラスに細分化される．なお，これらクラス・サブクラスと，L鎖の2つのクラス（κ, λ）を合わせてアイソタイプ（イソタイプ）と呼ぶ．正常人はこれらアイソタイプをすべてもつ．

2.3 分子レベルで見た免疫のしくみ　83

抗体のクラス・サブクラスによって分子量などの物性や，血清中の含量が異なる．また，補体系や食細胞の活性化などのエフェクター作用もクラス・サブクラス間で相違が認められる（表22.1）．

表22.1　ヒトの抗体のクラスと性状・機能的相違

クラス	分子量 ($\times 10^3$)	血中濃度 (mg/mL)	構造的特徴	機能的特徴
IgM	970	1.5	J鎖を介した五量体構造	一次免疫応答の主要抗体 補体活性化（古典的経路） B細胞の抗原受容体
IgG	150	14	1つの基本構造から成る	二次免疫応答の主要抗体 胎盤通過性 補体活性化（古典的経路） 食細胞の貪食亢進 抗体依存性細胞傷害反応
IgA	160(380)	3	分泌型IgAはJ鎖を介した二量体，さらに分泌成分（分泌片）と結合	粘膜免疫に関与 乳汁による新生児受動免疫
IgE	190	5×10^{-5}	1つの基本構造から成る	即時型アレルギーの発症
IgD	180	0.03	1つの基本構造から成る	B細胞の抗原受容体

解答と解説

1　×　抗体はH鎖の種類によって5つのクラスに分けられる．

2　×　正常人ではIgGが最も多く，IgEが最も少ない．IgEは他のクラスの抗体と比べて桁違いに血中濃度が低く，IgGの10万分の1程度しか含まれない．

3　○　IgMはIgG様の基本構造を5つもつ五量体なので，抗原結合部位は10個ある．病原体などの凝集能が高い特長がある．

4　×　この記述は，IgAの説明である．IgEはIgGと同様に抗体の基本構造を1つのみもつ．

5　×　抗体の5つのクラスのうち，胎盤通過性を有するのはIgGだけである．IgAは胎盤通過性を示さないが，乳汁に多く含まれ，免疫系が未熟な新生児の受動免疫に関わる．

正解　3

【抗体の機能】

> **問題 22.3** 抗体の機能に関する記述について，正しいものはどれか．
> 1 IgM は，感染初期に産生され，一次免疫応答で重要な働きを果たす．
> 2 抗体の5つのクラスのうち，補体系を活性化できるのは IgG だけである．
> 3 抗原に IgD が結合すると，食細胞に取り込まれやすくなる．
> 4 IgE は，好中球の Fc 受容体に結合してⅠ型アレルギーに関与する．
> 5 抗体によって毒素が中和されたり病原体が凝集して物理的に抑制されることを，抗体のオプソニン作用と呼ぶ．

重要事項 抗原に結合した抗体は様々な働きをする（図 22.2）．病原体は抗体が結合すると凝集して物理的に抑制され，また，病原体から産生される毒素は抗体が結合すると中和される．このように，抗原は抗体と結合することによって無力化されるが，このままでは体内に残留することになる．そこで，抗体はさらに抗原を破壊して除去するしくみを活性化する．例えば，病原菌に結合した IgG と IgM は補体を活性化して，最終的に病原菌は溶解する．また，IgG やそれによって活性化した補体フラグメントが結合した抗原は，食細胞の Fc 受容体や補体受容体を介する貪食によって分解・除去される．このように抗原が食細胞に取り込まれやすくなることを，抗原のオプソニン化という．癌細胞のように細胞内に取り込むことができない大きな抗原は，食細胞や NK 細胞による抗体依存性細胞傷害反応（ADCC）によって細胞の外側で破壊される．また，IgE はマスト（肥満）細胞に結合してアレルゲンによる脱顆粒を引き起こし，即時型のアレルギー反応に関わる．

このような抗体による抗原を分解・除去するエフェクター作用は，抗体の Fc 部位に依存するので，抗体のクラス・サブクラスで相違がある．補体系は抗原と結合した IgG と IgM の Fc 部位に結合した補体成分 C1 によって活性化が始動する．食細胞や NK 細胞は IgG の Fc

部位を結合する Fc 受容体（FcγR）を介して，また，マスト細胞は IgE の Fc 部位を結合する FcεRI を介して活性化する．

抗体による病原体の凝集

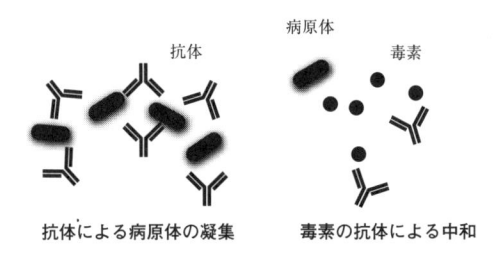

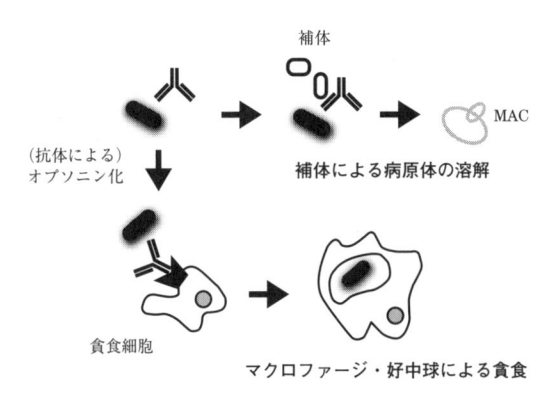

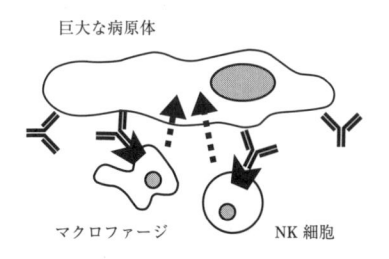

毒素の抗体による中和

（抗体による）オプソニン化

補体による病原体の溶解

マクロファージ・好中球による貪食

抗体依存性細胞傷害反応（ADCC）

図 22.2

解答と解説　1　○　IgM は B 細胞表面で抗原受容体として働くほかに，一次免疫応答で最も早期に産生され，その高い補体活性化能と抗原凝集能によって，感染初期の生体防御に重要な役割を果

2 × 抗体を介する補体系の活性化（古典的経路）には IgG のほかに IgM も関与する．
3 × IgD は抗体クラスの中では血液中での半減期が最も短く，機能はよくわかっていない．IgD に対する Fc 受容体は見出されていない．IgM とともに B 細胞上で抗原受容体として働いていることが知られている．
4 × IgE が結合するのはマスト（肥満）細胞と好塩基球である．
5 × オプソニン作用とは，抗原を食細胞に取り込まれやすくする作用のことである．抗原に IgG が結合することによって，食細胞は Fc 受容体を介して効率よく抗原を取り込むようになる．

正解　1

◆確認問題◆

次の文の正誤を判別し，○×で答えよ．

□□□ 1　1つの免疫グロブリン分子では，H 鎖の可変部と L 鎖の可変部は同一の構造をもつ．
□□□ 2　抗体の可変部は，その全領域を通じてランダムにアミノ酸配列の変異が生じる．
□□□ 3　H 鎖には，抗体分子の立体構造に柔軟性を与えるヒンジ領域が存在する．
□□□ 4　H 鎖定常部のアミノ酸配列には，個人差がない．
□□□ 5　IgG は，母体から胎盤を経て胎児へ受動的に輸送される．
□□□ 6　分泌型 IgA にみられる分泌片（分泌成分）は，粘液中の IgA を保護する役割を果たしている．
□□□ 7　IgD は IgM と同様に B 細胞の表面で抗原受容体として働く．
□□□ 8　IgE の血中濃度は，アトピーや寄生虫感染で顕著に上昇する．

正解と解説

1 × それぞれの構造は異なる．B 細胞分化の初期に，まず H 鎖の可変部が遺伝子再構成によってつくられた後に，L 鎖の可変部の遺伝子再構成が起こる．

2	×	可変部には，異なる抗体間でアミノ酸配列が大きく異なる 3 か所の超可変領域（相補性決定領域）と，それ以外のアミノ酸配列があまり変わらないフレームワーク領域がある．
3	○	ヒンジ領域は，プロリンと親水性のアミノ酸に富み，2 つの抗原結合部位間の距離に大きな自由度を与えて，抗原との結合を容易にしている．2 つの H 鎖はこの領域のジスルフィド結合で結びついている．また，この部位は分子表面に露出しているので，パパイン，ペプシンなどのプロテアーゼの作用を受けやすい．
4	×	同じクラス・サブクラスの抗体でも，個人によって定常部の少数のアミノ酸配列が異なる．この変異はアロタイプとよばれ，その変異が含まれる定常部をコードする対立遺伝子が個人によって異なることに起因する．
5	×	母体側の IgG は，胎盤細胞の FcRn とよばれる受容体に結合し，胎児側へ能動的に輸送される．
6	○	IgA には，ポリ Ig 受容体を介して粘液中に分泌される際に，プロテアーゼによる切断を受けたポリ Ig 受容体の一部が結合している．これを分泌片（分泌成分）とよび，IgA を包み込むことによって消化液中や細菌由来のプロテアーゼによる消化から保護する．
7	○	IgD は血液にはあまり含まれず，B 細胞上で抗原受容体として機能しているが，その機能の多くは不明である．
8	○	IgE は血液中には極めて微量にしか存在しないが，アレルギー疾患や寄生虫感染で高値を示すようになる．

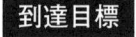

SBO 23
到達目標 MHC の構造と機能および抗原提示経路での役割について説明できる．

【MHC 分子の構造と機能】

問題 23.1　MHC 分子の構造と機能について正しいものはどれか．
1　MHC クラス I 分子は α 鎖とそれに共有結合した β_2-ミクログロブリンからなる．
2　MHC クラス II 分子は非共有結合で α 鎖と β 鎖のヘテロ 2 量体を形成している．

3 ヒトの MHC 分子は H-2 抗原と呼ばれる．
4 MHC 分子はその構造上の類似性からインテグリンファミリーに属する．
5 MHC クラス I 分子はすべての細胞に発現している．

重要事項 図 23.1 に MHC クラス I 分子と MHC クラス II 分子の模式図を示した．その構造上の特徴と相違を明確にして理解する．

```
        MHC クラス I 分子              MHC クラス II 分子

            α2   S   α1              α1   S   β1
                 S                        S
       α鎖                        α鎖                    β鎖
            α3   S  S  β₂m         α2   S  S   β2
                 S  S                   S  S
```
━━━━━━━━━━━━━━━━━━━━━━━━━━━━━━━━ 細胞膜

$\beta_2 m : \beta_2$-ミクログロブリン

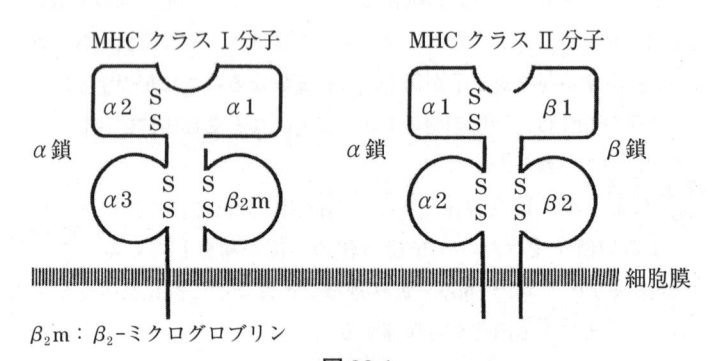

図 23.1
縦の SS 間でジスルフィド結合が形成されている．

解答と解説

1 × MHC クラス I 分子では，α 鎖に β_2-ミクログロブリンが非共有結合で複合体を形成している．

2 ○ α 鎖と β 鎖間は非共有結合で二量体を形成している．

3 × ヒトの MHC は HLA（human leukocyte antigen：ヒト白血球抗原）という．ヒトのクラス I 分子は HLA-A，-B，-C の 3 種類，クラス II 分子は HLA-DP，-DQ，-DR の 3 種類がある．

4 × MHC は免疫グロブリンスーパーファミリーに属する．免疫グロブリンスーパーファミリーには，T 細胞受容体，免疫グロブリン，CD4，CD8，CD28 など多くの免疫関連分子が属する．

5 × MHC クラス I は，赤血球を除くすべての有核細胞で発現さ

れる.これは,すべての細胞がウイルス感染の標的となる可能性があるため,MHCクラスI分子は原則としてすべての細胞に発現して,CD8陽性T細胞(キラーT細胞)の監視下におく必要があるためと考えられている.

正解 2

【MHC分子の抗原提示における役割】

問題23.2 MHC分子の抗原提示機構での役割について正しいものはどれか.
1 外来性抗原はMHCクラスI分子によって提示され,ヘルパーT細胞に認識される.
2 細胞に感染して細胞内で増殖しているウイルスの抗原は,MHCクラスII分子によって提示される.
3 マクロファージに貪食された細菌由来の抗原ペプチドはMHCクラスII分子により提示され,CD8陽性T細胞に認識される.
4 プロテアソームはMHCクラスI分子に結合させるペプチドを細胞質から小胞体内へ輸送する.
5 MHCクラスII分子への抗原提示機構に関与する分子にインバリアント鎖がある.

解答と解説
1 × 外来性抗原はMHCクラスII分子によって提示され,CD4陽性であるヘルパーT細胞に認識される.
2 × 細胞に感染して細胞内で増殖しているウイルスの抗原は,内因性の抗原であるので,MHCクラスI分子により提示される.
3 × マクロファージに貪食された細菌由来の抗原ペプチドはMHCクラスII分子により提示され,CD4陽性T細胞(ヘルパーT細胞)に認識される.
4 × プロテアソームは多数のタンパク質分解酵素の巨大な複合体であり,ユビキチン化されたタンパク質を取り込み,5〜15アミノ酸からなるペプチドに断片化する.このペプチ

ドを細胞質から小胞体内へ輸送する働きをもつ分子は，TAP（transporter associated with antigen processing）と呼ばれる ABC トランスポーター（TAP1 と TAP2 の二量体）である．

5 ○ インバリアント鎖（I 鎖または Ii）は MHC クラスⅡ分子が合成された直後に結合する膜タンパク質で，MHC クラスⅡ分子の安定化と小胞体内でペプチド収容溝に無関係のペプチドが結合しないように保護する役目がある．その後，インバリアント鎖は分解されるが，インバリアント鎖の一部は CLIP としてペプチド収容溝に結合した状態で維持される．

正解 5

◆確認問題◆

次の文の正誤を判別し，○×で答えよ．

□□□ 1 MHC 分子は多型性を有する抗原である．

□□□ 2 抗原提示は，抗原の取り込み→抗原の分解・加工→抗原ペプチドのMHC 分子への結合と表出という順序で起こる一連の過程である．

□□□ 3 MHC 分子に挟まるペプチドの長さは，クラスⅠのほうがクラスⅡよりも長い．

□□□ 4 ヒトの MHC クラスⅠ分子は K，D，L の 3 種類である．

□□□ 5 抗原ペプチドは，適当な長さであれば，アミノ酸の配列に関係なくMHC 分子のペプチド収容溝に収まる．

□□□ 6 抗原提示細胞には MHC クラスⅡ分子が発現している．

□□□ 7 樹状細胞は，腫瘍細胞やウイルス感染細胞などを取り込み，MHC クラスⅠ分子に提示し，CD8 陽性 T 細胞を活性化することがある．

正解と解説

1 ○ 「多型」とは，同種の生物集団の中で 1 つの遺伝子座によって決められる形質に複数の表現型が存在することをいう．MHC 分子は代表的な多型性を有する抗原であり，例えば，HLA-A は約 200 種類，HLA-B は約 400 種類，

HLA-C は約 100 種類ある．多型性の偏りが，人種や地域によってあることも知られている．

2 ○ 抗原提示という一連の過程は，記述のとおり3段階に分けることができる．MHC クラス I 分子への抗原提示に重要な分子：プロテアソーム（抗原の断片化），TAP（ペプチドの小胞体内への輸送）など．MHC クラス II 分子への抗原提示に重要な分子：インバリアント鎖とその分解物である CLIP（ペプチド収容溝の保護）など．

3 × MHC クラス I 分子のペプチド収容溝は両端が閉じており，8～10 アミノ酸の長さのペプチドが収まる．一方，MHC クラス II 分子のペプチド収容溝は両端が開いており，通常 10～20 アミノ酸の長さのペプチドが両端がはみ出した状態で収まっている．

4 × K，D，L はマウスの MHC クラス I 分子であり，ヒトの MHC クラス I 分子は，A，B，C の3種類である．ちなみに，ヒトの MHC クラス II 分子は，DP，DQ，DR の3種類である

5 × MHC 分子のペプチド収容溝には3～4か所の特定のアミノ酸が位置しなければならない部位（アンカー部位）があり，どのようなペプチドでも挟まるわけではない．

6 ○ MHC クラス I と異なり，MHC クラス II の発現はより限定されており，通常，抗原提示細胞や胸腺上皮細胞に発現している．MHC クラス II の発現レベルは，樹状細胞は無刺激でも高いが，マクロファージは活性化することで上昇し，抗原提示能が高まる．

7 ○ この現象を「クロスプレゼンテーション（交差提示）」という．きわめて強力な抗原提示能を有する樹状細胞によってのみ，CD4 エフェクター T 細胞だけでなく，CD8 エフェクター T 細胞も同時に誘導できる重要なメカニズムである．一般的な抗原提示の事例と樹状細胞で起こるこの例外的な現象を混同しないように気を付けよう．

SBO 24

到達目標 T細胞による抗原の認識について説明できる．

【T細胞による抗原認識】

> 問題 24.1　T細胞による抗原認識について正しいものはどれか．
> 1　T細胞はMHC分子によって提示されていない抗原を認識することがある．
> 2　末梢の成熟T細胞は自己のMHC分子上の抗原ペプチドに対してのみ反応する．
> 3　TCRによる抗原認識において，CD4分子はMHCクラスI分子に結合する．
> 4　T細胞が抗原認識により活性化する際，細胞間接着分子は必要ない．
> 5　T細胞の抗原認識による活性化には，TCR複合体からの刺激だけで十分である．

重要事項　図24.1にT細胞による抗原認識の模式図を示した．T細胞上のT細胞受容体（TCR）がどのように抗原提示細胞上のMHC分子とそれに結合した抗原（ペプチド）を認識しているのかを理解する．

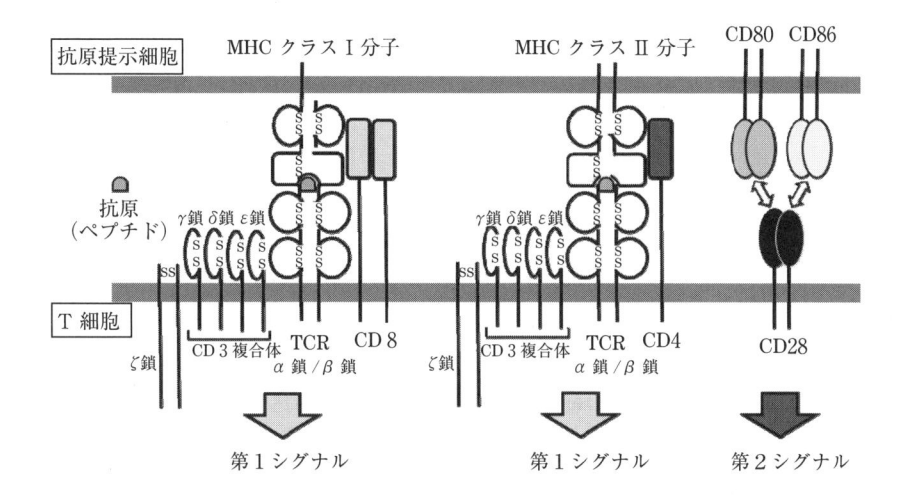

2.3 分子レベルで見た免疫のしくみ　93

図 24.1

解答と解説

1 ×　T細胞の抗原認識においては，TCRはMHC分子とそれに提示された抗原ペプチドを必ず同時に認識し，抗原単独を認識することはない．一方，B細胞上のBCRはMHC分子に関係なく，細胞上の抗原や遊離した抗原と直接結合して認識する．抗原と抗原受容体との相互作用は非共有結合である．

2 ○　胸腺において自己のMHC分子に対して正の選択（ポジティブセレクション）を受けているので，自己MHC分子上の抗原ペプチドに対してしかT細胞は反応できない．この現象を「自己MHC拘束性」という．

3 ×　TCRが抗原認識する際に，CD4分子はMHCクラスII分子と，CD8分子はMHCクラスI分子とそれぞれ非共有結合で接する．CD4やCD8は補助受容体として，TCR-MHC間の親和性を高めるだけでなく，TCR複合体からのシグナル伝達に重要な役割を果たしている．

4 ×　T細胞と抗原提示細胞（APC）間での細胞間接着分子による相互作用は，T細胞の活性化を増強する重要な役割を果たしている．LFA-1（T細胞上）―ICAM-1（APC上）間や

CD2（T細胞上）—LFA-3（APC上）間の相互作用は代表例である．

5 × T細胞の活性化には，抗原認識によるTCR複合体からのシグナル（第1シグナル）だけでなく，共刺激（補助刺激または副刺激 co-stimulation）による第2シグナルが必要である．代表的共刺激分子として，T細胞上のCD28と抗原提示細胞上のCD80（B7-1）またはCD86（B7-2）が重要である．両シグナルが入ることがT細胞からのIL-2の産生に必要である．また，第1シグナルのみがT細胞に入ると，その細胞は認識した抗原に対する応答能を消失する．この現象を「アナジー anergy」という．

正解 2

【T細胞の分化と成熟】

問題 24.2 T細胞の分化・成熟について正しいものはどれか．
1 T細胞は一次リンパ組織である骨髄で生じ，その後，二次リンパ組織である胸腺へ移行する．
2 T細胞の初期分化においてプレTCRはTCR α鎖/β鎖に先立って発現される．
3 胸腺における正・負の選択は，CD4陰性CD8陰性（ダブルネガティブ）細胞の分化段階で起こる．
4 胸腺において成熟するT細胞は，自己抗原を提示するMHCに対する親和性のないTCRを発現する細胞である．
5 Th2細胞から産生されるIL-4はTh1細胞への分化を促進する．

解答と解説 1 × T細胞の成熟は胸腺で，B細胞の成熟は骨髄でそれぞれ起こる．胸腺と骨髄は一次リンパ組織である．二次リンパ組織として，脾臓，リンパ節，パイエル板，扁桃などがある．T細胞は胸腺で成熟した後，二次リンパ組織へ移行する．

2 ○ 胸腺でのT細胞の初期分化でTCR β鎖遺伝子の再構成に

成功すると，CD3 とともにプレ TCR（pTα鎖と TCRβ鎖のヘテロ 2 量体）複合体が形成される．プレ TCR からのシグナルは，さらなる TCRβ鎖遺伝子再構成を阻害し（対立遺伝子排除），TCRα鎖遺伝子の再構成を誘導する．

3　×　胸腺における正・負の選択は，CD4 陽性 CD8 陽性（ダブルポジティブ）細胞の分化段階で起こる．選択後にいずれかの発現が消失し，CD4 または CD8 のいずれかが陽性の（シングルポジティブ）細胞に分化し，成熟 T 細胞として末梢へ移行する．胸腺皮質にはダブルポジティブ細胞が多く存在し，胸腺髄質には成熟したシングルポジティブ細胞が主に局在する．

4　×　自己の MHC 分子に対する親和性のない TCR を発現している細胞や TCR を発現できなかった細胞は，正の選択（ポジティブセレクション）を受けずに，死滅する．一方，自己抗原を提示する MHC 分子に対する親和性の強い TCR を発現する細胞は，負の選択（ネガティブセレクション）によって死滅する．結局，自己の MHC 分子に提示された自己抗原に対する弱い（あるいは中程度の）親和性をもつ TCR を発現している細胞が生き残り成熟する．

5　×　Th2 細胞から産生される IL-4 は Th1 細胞への分化を抑制し，Th1 細胞から産生される IFN-γ は Th2 細胞への分化を抑制する．

正解　2

◆確認問題◆

次の文の正誤を判別し，○×で答えよ．

□□□　**1**　TCR の細胞表面への表出には，必ずしも CD3 複合体を必要としない．

□□□　**2**　TCR は可溶性受容体として抗体のように分泌される．

□□□　**3**　T 細胞には，TCRα鎖/β鎖を発現するものと TCRγ鎖/δ鎖を発現するものがある．

□□□　**4**　ウイルス感染で誘導されたキラー T 細胞は，同じウイルスを感染した

MHC 分子の異なる細胞を攻撃することができる．

□□□ 5 NKT 細胞は IL-4 の産生を介して Th2 細胞応答を促進する働きを有する T 細胞の一種である．

□□□ 6 Th1 細胞は細胞性免疫，Th2 細胞は体液性免疫をそれぞれ誘導する．

□□□ 7 制御性（調節性）T 細胞は抗原特異的に刺激されて免疫抑制能を発揮する．

正解と解説

1 × TCR は常に CD3 複合体と一緒に細胞表面に表出し，どちらか一方だけが表出することはない．CD3 複合体はシグナル伝達の重要な役割を担っており，TCR 分子自体は細胞内領域が短く，単独でシグナル伝達は生じない．

2 × 通常，TCR は膜結合型のヘテロ 2 量体（α 鎖/β 鎖）であり，分泌されることはない．

3 ○ T 細胞は発現する TCR の種類の違いで，TCR α 鎖/β 鎖を発現する αβ 型 T 細胞と TCR γ 鎖/δ 鎖を発現する γδ 型 T 細胞が存在する．通常，T 細胞という時は，前者を指しており，抗原特異的な免疫応答のエフェクター細胞として働いている．一方，後者は粘膜や皮膚などの生体防御の最前線に多く存在し，免疫監視機構にかかわっていると考えられている．

4 × T 細胞は，自己の MHC 分子と異なる MHC 分子上の抗原を認識することはできないので，ウイルス抗原が提示されていても攻撃することはできない．これは，正の選択によって，T 細胞が自己 MHC 拘束性を獲得しているからである．

5 ○ NKT 細胞は NK 細胞マーカーを発現する T 細胞の一種で，MHC 様分子である CD1d 上に提示された糖脂質抗原を特異的に認識する．また，この細胞に発現される TCR α 鎖/β 鎖の多様性はきわめて低い．

6 ○ Th1 細胞は IL-2 や IFN-γ を産生し，細胞性免疫を誘導する．一方，Th2 細胞は IL-4, IL-5, IL-13 などを産生し，体液性免疫を誘導する．最近，IL-17 を産生する新しい Th 細胞（Th17）が発見されており，自己免疫疾患とのかかわりが注目がされている．

7 ○ 制御性（調節性）T 細胞は CD4 陽性 CD25 陽性の表現型をもち，自己免疫応答や非自己に対する免疫応答の抑制にかかわっている．その活性化には TCR を介した抗原特異的な刺激が必要であるが，免疫応答の抑制効果は非特異的である．

SBO 25
到達目標 抗体分子およびT細胞受容体の多様性を生み出す機構（遺伝子再構成）を概説できる．

【抗体とT細胞受容体の多様性を生み出すしくみ】

> **問題 25.1** 次の記述について，正しいものはどれか．
> 1 抗体遺伝子の再構成は，B細胞が抗原と結合して初めて起こる．
> 2 抗体遺伝子の再構成は，可逆的なDNA鎖の変化である．
> 3 抗体遺伝子は，他の遺伝子に比べて体細胞突然変異が起こりやすい．
> 4 T細胞受容体の多様性は，体細胞突然変異によって生み出される．
> 5 IgMからIgGのクラススイッチは，RNAの選択的スプライシングによって起こる．

重要事項 抗体の可変部をコードする遺伝子は1つではなく，数個～数十個の構造の似た遺伝子から成る2つ（L鎖：V遺伝子，J遺伝子）あるいは3つ（H鎖：V遺伝子，D遺伝子，J遺伝子）の遺伝子群から成る．B細胞では，分化の初期に各遺伝子群から任意の1つの遺伝子が選ばれて組み合わさることによって，新しい可変部の遺伝子（V-J, V-D-J）がつくられる．この遺伝子の再構成では，DNAが2か所で切断されてから再結合が起こり，その間のDNA断片は欠失する．

再構成の際に，各遺伝子群からの遺伝子の組合せによって多様性が生まれるが，組み合わさる際にフレームシフトや塩基の挿入が起こるので，多様性は飛躍的に増加する．また，できあがった抗体可変部の遺伝子では，突然変異が高頻度に起こることが知られている．これを体細胞超変異と呼び，B細胞分化の後期に見られる抗体の親和性の成熟に関与する．

抗体の可変部の構造が変わることなく他のクラスやサブクラスの抗体に変換されることをクラススイッチと呼ぶ．これもDNAレベルで

2. 身体をまもる

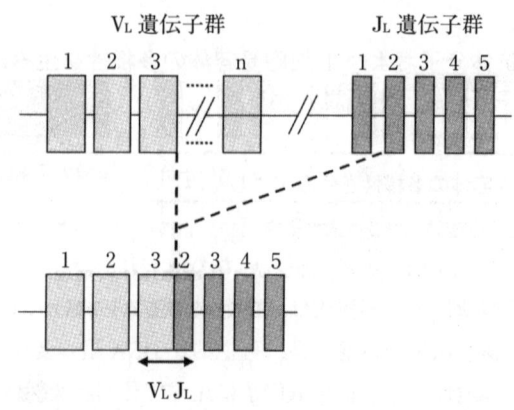

図25.1 抗体遺伝子（L鎖）の再構成（再編成）

抗体遺伝子とTCR遺伝子で見られる遺伝子の組換えの様式．これらをコードする遺伝子は，構造のよく似た複数の遺伝子群からなるいくつかの遺伝子セグメントに分断されていて，それぞれより任意の1つが選ばれて結合する．この過程ではDNAが2か所で切断されてから再結合が起こり，その間のDNA断片は欠失する．例として，免疫グロブリンL鎖の再構成を示す．
（市川厚・田中智之編（2008）わかりやすい免疫学, p.105, 廣川書店より引用）

の組換えによって生じる（ただし，IgMからIgDへのクラススイッチは，RNAの選択的スプライシングによって起こる）．H鎖の可変部をコードする遺伝子の下流にIgMの定常部の遺伝子があり，さらにその下流にIgDやIgGサブクラス，IgA，IgEの定常部の遺伝子が並んでいる．クラススイッチが生じると，その間の定常部の遺伝子は欠失する．クラススイッチはB細胞が抗原と結合した後に起こるが，どのクラス，サブクラスにスイッチするかは，ヘルパーT細胞の産生するサイトカインの影響を受ける．

同様な遺伝子の再構成は，T細胞の分化の初期にT細胞受容体（TCR）でも起こる．抗体遺伝子と同様な機構で著しい多様性を獲得するが，体細胞超変異は起こらない．

解答と解説 1 × B細胞は，抗原と出会う前に抗体遺伝子の再構成を完了し，将来産生する抗体をB細胞受容体（BCR）としてB細胞表

面に発現して，抗原の侵入に備える．
2　×　遺伝子の再構成では，DNA鎖が2か所で切断されてから再結合が起こり，切断されたDNA鎖は欠失するので，遺伝子に不可逆的な変化を伴う．
3　○　完成した抗体の可変部をコードする遺伝子に変異の生じる割合はきわめて高い．これは体細胞超変異あるいは体細胞高頻度突然変異と呼ばれ，免疫応答の後期に見られる抗体の親和性の成熟に関わっている．
4　×　TCRは抗体と同様に遺伝子の再構成によって多様性を獲得する．ただし，抗体とは異なり，体細胞超変異は起こらない．T細胞は免疫系の中枢であり，自己反応性を生み出す危険性もある体細胞超変異が起こらないことは，自己に対する免疫寛容を維持する上で重要である．
5　×　IgMからIgGやIgA，IgEへのクラススイッチは，DNAの組換えによって起こる．

正解　3

◆確認問題◆

次の文の正誤を判別し，○×で答えよ．

□□□　1　抗体遺伝子やT細胞受容体（TCR）遺伝子の再構成は，すべての細胞で起こっている．

□□□　2　一卵性双生児では抗体やTCR遺伝子の再構成は同じように起こるので，免疫応答能に差は認められない．

□□□　3　抗体のL鎖の遺伝子が40個のV遺伝子と5個のJ遺伝子から構成されるとすると，遺伝子の再構成によって200通りのL鎖が生じる．

□□□　4　遺伝子再構成によって完成した抗体の可変部の遺伝子には，もともと染色体には存在しなかった少数の塩基配列が挿入されることがある．

□□□　5　Th2細胞から分泌されるIL-4は，IgEへのクラススイッチを促進する．

正解と解説

1　×　抗体遺伝子の再構成はB細胞で，TCR遺伝子の再構成はT細胞でのみ起こ

る現象である．その他の細胞では，抗体遺伝子や TCR 遺伝子は組換えを起こしていない．

2 × 遺伝子の再構成はランダムに起こる反応なので，たとえ一卵性双生児でも，最終的に完成する抗体や TCR 遺伝子には違いが生じる．また，抗体遺伝子可変部の体細胞超変異もランダムな反応である．

3 × V 遺伝子と J 遺伝子の組合せは 200 通りだが，実際は組み合わさる際のフレームシフトや塩基の挿入が起こり，生じる L 鎖の種類は莫大な数になる．また，B 細胞分化の後期には体細胞超変異も起こるので，さらに多様性は拡大する．

4 ○ 遺伝子の再構成において，DNA の再結合が起こる際に，ヌクレオチド付加酵素の作用によって，元来染色体には存在しない 1 個〜数個の DNA 配列（N 配列）がランダムに挿入される．これによってアミノ酸配列上での変異が生じ，抗体の多様性拡大の一因となっている．

5 ○ 抗体のクラススイッチは，可変部の再構成とは異なり，B 細胞が抗原と反応してから起こる．どのクラスにスイッチするかはヘルパー T 細胞の分泌するサイトカインなどによって影響を受ける．IL-4 は，IgE へのクラススイッチを促進する，アレルギー発症に関わる主要なサイトカインである．

SBO 26
到達目標 免疫系に関わる主なサイトカイン，ケモカインを挙げ，その作用を説明できる．

【サイトカインの特徴】

問題 26.1 サイトカインについて正しい記述はどれか．
1 サイトカインとは，免疫系細胞が産生する可溶性因子の総称で，免疫系以外の細胞が産生する可溶性因子はケモカインという．
2 サイトカインの特徴の 1 つは，複数のサイトカインが類似の機能を示す「機能の多様性」である．
3 サイトカインの作用は通常微小環境に限られ，遠く離れた細胞に作用することはない．
4 サイトカインは，産生細胞自身に作用することはない．

2.3 分子レベルで見た免疫のしくみ

> 5 サイトカインの作用発現は，受容体を介する．

重要事項 免疫系ではメディエーターを介した情報交換システムが他の生体システム以上に発達しており，さまざまなサイトカインが複雑なネットワークを形成しながら機能している．サイトカインは免疫系以外でもさまざまな細胞から分泌されることを理解し，サイトカインの特徴を正しく把握しておく必要がある．

サイトカインには，インターロイキン（IL）として番号を付してまとめられている因子が多いが，他に，ウイルス排除に関わることからインターフェロン（IFN）と命名された因子，ケモカインと総称される白血球の遊走（chemotaxis）に関わる因子，さらに，統一されない名前を用いているサイトカインなど多彩である．主なサイトカインの機能は，表26.1〜3にまとめた．

解答と解説
1 × サイトカインには免疫系以外の種々の細胞から産生される因子も含まれる．ケモカインはサイトカインの一種で，白血球を遊走させる因子である．
2 × サイトカインの特徴「機能の多様性」は，「1つのサイトカインが多くの機能を示すこと」である．「複数のサイトカインが類似の機能を示す」との特徴は，「機能の重複性」と呼ばれる．
3 × サイトカインの作用は，通常微小環境に限られるが，IL-1，TNF-α などの炎症性サイトカインは血中を運ばれて視床下部に作用し，発熱を引き起こす．また，肝臓に作用してC反応性タンパク質 C-reactive protein（CRP；抗体と同様に補体を活性化しオプソニン化する作用をもつ）などの急性期タンパク質を産生させる．
4 × サイトカインは，近傍の細胞に作用するだけでなく（paracrine），自身に作用する（autocrine）こともある．
5 ○ サイトカインは，細胞表面の受容体に結合して作用する．

正解 5

【インターフェロン】

> **問題 26.2** インターフェロンについて正しい記述はどれか．
> 1 インターフェロン（IFN）-αには強い抗ウイルス作用がある．
> 2 IFN-αはマクロファージを活性化する．
> 3 IFN-βはTc細胞を活性化する．
> 4 IFN-γは，ほぼすべての種類の細胞に作用する．
> 5 IFN-γは体液性免疫を促進する．

重要事項 インターフェロン（IFN）にはα，β，γの3種類がある．IFNはウイルス感染を干渉することから命名されたが，IFN-γは抗ウイルス作用が弱く，免疫調節（細胞性免疫促進）に働く．

表 26.1

	産生部位・機能・特徴
IFN-α IFN-β	IFN-αは主にマクロファージが，IFN-βは線維芽細胞などが，それぞれウイルス感染に応答して産生する． 抗ウイルス作用，NK細胞活性化作用，MHCクラスI発現増強作用などがある．
IFN-γ	抗原刺激を受けたT細胞（特にTh1細胞）や活性化されたNK細胞が産生する． 抗ウイルス作用は弱く，免疫調節（細胞性免疫促進）に関わる． マクロファージの活性化（貪食能・殺菌能促進など），Th0細胞からTh1細胞への分化促進，Th2細胞への分化抑制，IgMからIgGへのクラススイッチ促進，IgMからIgEへのクラススイッチ抑制など．

解答と解説
1 ○
2 × IFN-α，IFN-βはマクロファージではなくNK細胞を活性化する．
3 × IFN-α，IFN-βはTc細胞ではなくNK細胞を活性化する．
4 × IFN-γはマクロファージやヘルパーT細胞など限られた細胞種に作用する．
5 × IFN-γは体液性免疫を抑制し，細胞性免疫を促進する．

正解 1

2.3 分子レベルで見た免疫のしくみ

【炎症性サイトカイン】

> 問題 26.3　内因性発熱因子として視床下部に作用するサイトカインはどれか．
> 1　IL-1
> 2　IL-2
> 3　IL-4
> 4　IL-8
> 5　IL-12

重 要 事 項　炎症性サイトカインの作用を図 26.1 にまとめた．

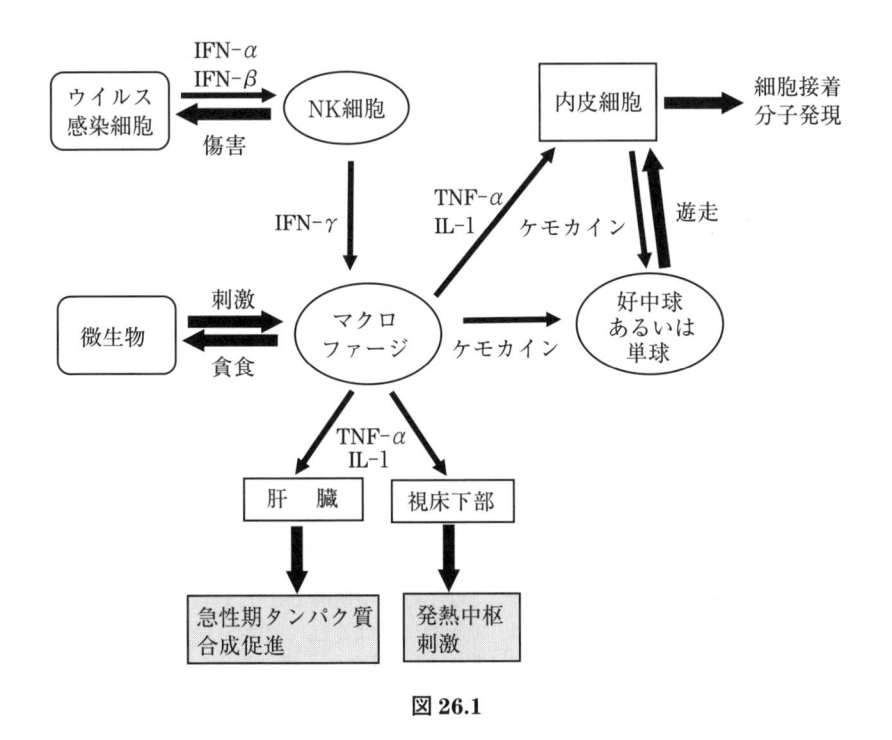

図 26.1

2. 身体をまもる

解答と解説

1 ○ 炎症性サイトカインの IL-1 と TNF-α は，強力に炎症反応を誘導し感染防御に働くが，重症の感染症では大量に産生された TNF-α や IL-1 が，視床下部発熱中枢に内因性発熱物質として作用し，発熱を引き起こす．
2 × IL-2 は抗原提示を受け活性化した T 細胞の増殖に関わる．
3 × IL-4 は代表的な Th2 サイトカインの 1 つである．
4 × IL-8 は好中球の遊走を促進するケモカインの一種である．
5 × IL-12 はマクロファージや，樹状細胞から産生され，Th1 応答を促す

正解 1

【免疫調節に働くサイトカイン】

> **問題 26.4** 末梢白血球の一部を活性化することにより，腫瘍免疫療法に用いられるサイトカインはどれか．
> 1 IL-1
> 2 IL-2
> 3 IL-10
> 4 TGF-β
> 5 I 型 IFN

重要事項 表 26.2 に主なインターロイキン（IL）についてまとめた．

表 26.2

	産生部位・機能・特徴
IL-2	T 細胞が産生する． T 細胞の増殖を促進する（かつては T 細胞増殖因子と呼ばれた）． 免疫抑制剤シクロスポリンは，T 細胞における IL-2 の転写誘導を抑制することで作用し，バシリキシマブはヒト IL-2 受容体 α 鎖に対するモノクローナル抗体である． がんの免疫学的治療に，白血球やリンパ球を体外に取り出し IL-2 で活性化する細胞療法がある．

表 26.2　つづき

	産生部位・機能・特徴
IL-4	T細胞，NKT細胞，マスト細胞が産生する． B細胞の増殖を促進する（かつてはB細胞刺激因子と呼ばれた）． Th0細胞からTh2細胞への分化を促進する． IgMからIgEへのクラススイッチを誘導する．
IL-6	T細胞，マクロファージが産生する． B細胞の増殖，分化を促進する（かつてはB細胞分化因子と呼ばれた）． 肝臓における急性期タンパク質産生誘導作用もある．
IL-8	ケモカインの一種．
IL-12	マクロファージなどが産生する． NK細胞活性化，IFN-γ産生誘導，Th1細胞への分化誘導などの作用がある．

解答と解説
1　×　IL-1は炎症性サイトカインの一種である．
2　○　腫瘍細胞を排除する治療法として，がん患者より末梢白血球を体外に取り出し，IL-2により増殖・活性化したあとに患者に再投与する免疫学的方法がある．試験管内でIL-2と培養して得られる細胞は主にNK細胞で，LAK細胞と呼ばれる．
3　×　IL-10には免疫応答を抑制する作用がある．
4　×　TGF-βには免疫応答を抑制する作用がある．
5　×　I型IFNは抗ウイルス状態を誘導する．

正解　2

【造血細胞の分化・増殖に働くサイトカイン】

問題 26.5　赤血球系前駆細胞の増殖・分化を促進する作用をもつため，腎性貧血治療薬として用いられるサイトカインはどれか．
1　幹細胞増殖因子（SCF）
2　顆粒球コロニー刺激因子（G-CSF）
3　マクロファージコロニー刺激因子（M-CSF）
4　トロンボポエチン（TPO）
5　エリスロポエチン（EPO）

重要事項 血球系細胞の増殖・分化を制御する主なサイトカインを表26.3にまとめた．

表 26.3

	産生部位・機能・特徴
エリスロポエチン（EPO）	腎臓で産生される． 赤血球系前駆細胞の増殖・分化を促進する． 腎性貧血の治療に用いられる．
顆粒球コロニー刺激因子（G-CSF）	血管内皮細胞，マクロファージ，線維芽細胞などで産生される． 顆粒球（特に好中球）の増殖・分化を促進する． 顆粒球減少症の治療に用いられる．
マクロファージコロニー刺激因子（M-CSF）	T細胞，線維芽細胞などで産生される． 単球/マクロファージ系細胞の増殖・分化を促進する．
顆粒球マクロファージコロニー刺激因子（GM-CSF）	顆粒球系と単球/マクロファージ系細胞の増殖・分化を促進する．

解答と解説

1 ×
2 ×
3 × ｝表26.3を参照．
4 × TPOは血小板産生を増強する．
5 ○ EPOは赤血球を増加させるサイトカインであり，腎機能が低下して産生されなくなると腎性貧血が起こる．

正解　5

◆確認問題◆

次の文の正誤を判別し，○×で答えよ．

□□□ **1** IL-8はケモカインの一種である．
□□□ **2** ケモカインは，マクロファージやリンパ球から産生されるが，血管内皮細胞から産生されることはない．
□□□ **3** ケモカイン受容体は，主に好中球や単球に発現している．
□□□ **4** TNF-αやIL-1は，内因性発熱因子として視床下部に作用する．
□□□ **5** TNF-αやIL-1は，主に微生物に出会って刺激を受けたNK細胞で産生

2.3 分子レベルで見た免疫のしくみ

□□□ 6 TNF-αやIL-1は,炎症性サイトカインとして感染局所でのみ作用する.
□□□ 7 GM-CSFは,マクロファージの分化・増殖に関与する.
□□□ 8 G-CSFは,顆粒球の分化・増殖に関与する.
□□□ 9 M-CSFは,顆粒球,マクロファージ両方の分化・増殖に関与する.

正解と解説

1 ○ IL-8はケモカインCXCL8である.
2 × 図26.1参照.
3 ○ ケモカインは,主に好中球に対して走化性を示すもの(CXCケモカイン)と主に単球に対して走化性を示すもの(CCケモカイン)があり,ケモカイン受容体は,主に好中球や単球に発現している.
4 ○ 図26.1参照.
5 × TNF-αやIL-1は,主に微生物に出会って刺激を受けたマクロファージで産生される.
6 × TNF-αやIL-1は,感染局所で炎症反応を誘導し感染防御に働くほか,重症の感染症においては大量に産生されたTNF-αやIL-1が全身性作用を起こす.① 視床下部発熱中枢に作用して発熱を引き起こす,② 肝臓に作用し,CRPなどの急性期タンパク質を産生させる.
7 × GM-CSFは顆粒球と単球/マクロファージの分化・増殖に関与する.
8 ○
9 × M-CSFは単球/マクロファージの分化,増殖に関与する.

3 免疫系の破綻・免疫系の応用

3.1 ◆ 免疫系が関係する疾患

SBO 27
到達目標 アレルギーについて分類し，担当細胞および反応機構を説明できる．

【アレルギー（過敏症）の4分類】

> 問題 27.1 アレルギー（過敏症）の4分類の説明として正しいものはどれか．
> 1 Ⅰ型アレルギーは代表的な即時型反応であり，抗原特異的なIgAの働きによるものである．
> 2 Ⅱ型アレルギーには貪食細胞は関与しない．
> 3 Ⅲ型アレルギーでは免疫複合体の組織への沈着がその原因となる．
> 4 Ⅳ型アレルギーの1つである接触性皮膚炎では，抗原特異的なIgEの働きが病態形成に重要である．
> 5 全身性エリテマトーデスのような自己免疫疾患はアレルギーとは異なるメカニズムで起こる．

重要事項 表27.1にアレルギーの4分類を整理した．関与する細胞の種類，抗体，代表的な疾患名などが問われることが多い．メカニズムについても，互いに異なる点を意識して理解することが大事である．

表 27.1

	Ⅰ型	Ⅱ型	Ⅲ型	Ⅳ型
抗体の関与	IgE	IgG	IgG, IgM	なし
主に関与する細胞	マスト細胞（肥満細胞），好塩基球	好中球，マクロファージ	好中球，マクロファージ	T細胞
補体の関与	なし	あり	あり	なし
メディエーター	ヒスタミン，ロイコトリエン，プロスタグランジンほか	リソソーム酵素，補体成分ほか	リソソーム酵素，補体成分ほか	サイトカイン，リソソーム酵素ほか
疾患名	アレルギー性鼻炎，気管支喘息，食物アレルギーなど	溶血性貧血，グッドパスチャー症候群など	全身性エリテマトーデス，糸球体腎炎など	接触性皮膚炎など（ツベルクリン反応もⅣ型）

解答と解説

1　×　Ⅰ型アレルギーでは，抗原特異的なIgEがマスト細胞や好塩基球の高親和性IgE受容体（FcεRI）に結合し，多価の抗原により受容体の架橋反応が起こり，炎症性メディエーターが周囲に放出される．

2　×　Ⅱ型アレルギーで起こる組織傷害の多くは，抗体を介した細胞傷害作用であり，これは好中球やマクロファージといった貪食細胞の作用である．

3　○　Ⅱ型とⅢ型はよく似たメカニズムで起こるが，アレルゲンと抗体（IgGやIgM）が結合した免疫複合体の沈着が原因となるものをⅢ型という．

4　×　接触性皮膚炎ではウルシの成分や金属がアレルゲンとなるが，抗原特異的なT細胞の働きが発症にかかわる．

5　×　自己の組織や細胞を認識する抗体によりⅡ型やⅢ型のアレルギーが起こることも多いが，そのような場合は自己免疫疾患と呼ばれる．全身性エリテマトーデスは，Ⅲ型アレルギーに分類される自己免疫疾患である．

正解　3

【即時型（Ⅰ型）アレルギーの特徴】

問題 27.2 即時型アレルギー（Ⅰ型アレルギー）の説明として正しいものはどれか．
1. 刺激を受けたマスト細胞（肥満細胞）は，顆粒に貯留されたロイコトリエンを放出する．
2. マスト細胞の細胞膜の高親和性受容体に IgA が結合し，この複合体を特異抗原が架橋することにより，脱顆粒応答が起こる．
3. ウルシによる接触性皮膚炎には，主としてマスト細胞が関与している．
4. 抗体依存性細胞傷害反応により標的が攻撃される．
5. クロモグリク酸はマスト細胞の脱顆粒を抑制する．

重要事項 即時型アレルギーには，気管支喘息やアレルギー性鼻炎（花粉症など），食物アレルギーといった疾患が分類される．患者数が多く，これを標的として数多くの医薬品が開発されていることから，アレルギーの4分類の中では取り上げられやすい．抗体依存性細胞傷害作用は，Ⅱ型，Ⅲ型で認められる反応であり，抗体が結合した標的を対象に，マクロファージや好中球，NK 細胞がリソソーム酵素の放出や活性酸素種の産生などを通じて傷害を与えることをいう．

解答と解説
1. × マスト細胞の顆粒に蓄えられているメディエーターは，ヒスタミン，プロテアーゼ類，TNF-α などである．ロイコトリエンは活性化したマスト細胞で新たにアラキドン酸から合成される．
2. × 即時型アレルギーで最も重要な抗体クラスは，IgE である．
3. × 接触性皮膚炎（Ⅲ型）では，抗原特異的な T 細胞の活性化が重要である．
4. × Ⅱ型やⅢ型のアレルギーでは，抗原特異的な IgG とその受容体を介して，好中球やマクロファージによる抗体依存性細胞傷害反応が引き起こされる．

5 ○ クロモグリク酸は代表的な即時型アレルギーの治療薬であるが，その他にはヒスタミン（H_1）受容体アンタゴニストやロイコトリエン受容体アンタゴニストがある．

正解　5

【Ⅱ型・Ⅲ型アレルギーの特徴】

問題 27.3　Ⅱ型・Ⅲ型アレルギーの説明として正しいものはどれか．
1　どちらも補体の古典経路が活性化されることにより，組織や細胞の傷害が起こる．
2　グレーブス病では，甲状腺刺激ホルモン受容体に対する抗体が産生され，これが受容体の機能をブロックするために甲状腺機能が低下する．
3　Ⅱ型アレルギーの特徴は，免疫複合体の組織への沈着である．
4　血液型不適合輸血により起こる反応はⅢ型に分類される．
5　ツベルクリン反応には結核菌由来の抗原に対する抗体が関与しており，Ⅲ型アレルギーとして分類される．

重要事項　Ⅱ型，Ⅲ型アレルギーでは，いずれも抗体が重要な役割を果たす．Ⅱ型は，細胞や組織表面の抗原に対して抗体が結合することにより始まる反応である．一方，Ⅲ型は抗体と抗原が結合した免疫複合体が沈着，結合することにより起こる反応である．Ⅱ型において産生された抗体が，受容体のアゴニスト，あるいはアンタゴニストとして作用することで生理的に意味のある働きをした場合に起こる疾患を，特にⅤ型と分類することがある．

解答と解説
1　○　IgG や IgM が抗原に結合することにより，補体反応の古典経路が活性化される．
2　×　グレーブス病では，産生された抗体は受容体を活性化するアゴニストとして作用するため，甲状腺ホルモンの産生が過剰となる．

3　×　これはⅢ型の特徴を述べている．

4　×　血液型不適合輸血では赤血球の表面抗原に対するIgMが産生され，補体が活性化されることにより溶血反応が起こる．代表的なⅡ型応答である．

5　×　ツベルクリン反応は典型的なⅣ型反応であり，抗体は関与しない．

正解　1

◆確認問題◆

次の文の正誤を判別し，○×で答えよ．

1　Ⅰ型アレルギーのアレルゲンは，ハウスダストや真菌，花粉，卵や牛乳など，通常は免疫応答が起こらないものである．

2　特定原材料の指定制度は，Ⅰ型アレルギーであるアナフィラキシーショックを予防するためにある．

3　Ⅰ型アレルギーの治療薬として，ヒスタミンH_2受容体アンタゴニストが用いられる．

4　抗体依存性細胞傷害作用にかかわる細胞は，マクロファージ，好中球，細胞傷害性T細胞である．

5　重症筋無力症では，アドレナリン受容体に対する抗体が産生され，受容体を介するシグナル伝達が遮断される．

6　血清病は異種動物の血清タンパクが抗原となって起こるⅡ型アレルギーである．

7　Ⅳ型アレルギーでは，T細胞の産生するサイトカインが重要な働きをしている．

正解と解説

1　○

2　○　現在，特定原材料は，小麦，卵，乳，そば，落花生，えび，かにの7品目であるが，これらはいずれも重篤なアナフィラキシーショックを起こす可能性がある食物である．

3　×　Ⅰ型アレルギーではマスト細胞（肥満細胞）から，脱顆粒によりヒスタミン

が放出される．Ⅰ型アレルギーではヒスタミンの H_1 受容体を介した作用が，血管透過性の亢進や，くしゃみ，鼻汁，痒みといった症状を引き起こす原因となる．

4 × 抗体依存性細胞傷害作用にかかわる細胞は，IgG に対する Fc 受容体をもつ．細胞傷害性 T 細胞が誤りで，追加するのであれば NK 細胞が正しい．

5 × アドレナリン受容体ではなく，アセチルコリン受容体が正しい．

6 × 血清病は異種動物由来の抗血清を何度も投与することにより，血清タンパク質に対する抗体が産生されるようになる現象が原因である．血液中で形成される免疫複合体による反応であり，Ⅲ型に分類される．

7 ○ Ⅳ型アレルギーのうち，ヘルパー T 細胞が関与する応答では，そのサイトカイン産生が病態形成に重要である．

SBO 28
到達目標 炎症の一般的症状，担当細胞および反応機構について説明できる．

【炎症の一般的症状とそのメカニズム】

> **問題 28.1** 炎症の一般的症状についての説明として正しいものを選べ．
> 1 発赤の原因は血圧の上昇である．
> 2 腫脹が起こるのは，血管透過性が亢進するためである．
> 3 IL-4 や IL-10 は炎症性サイトカインの代表例である．
> 4 血液中の好中球やリンパ球は炎症反応にはかかわらない．
> 5 疼痛にはレニン-アンジオテンシン系が関与している．

重要事項 炎症の五大兆候として，発赤，腫脹，熱感，疼痛，機能傷害が知られる．こうした特徴を満たす炎症反応は，刺激により速やかに起こるが，収束しないうちに何度も刺激を受けるなどして長期化することにより慢性炎症へと移行することもある．炎症反応は，侵入した病原体の効率的な排除，破壊された組織や細胞の修復において重要なプロセスであるが，過剰な炎症反応は自らの組織に対する傷害につながるた

め，抗炎症薬などを通じてコントロールするほうが望ましいと考えられている．

解答と解説
1 × 発赤の原因は炎症局所の周辺部位における血管拡張である．
2 ○ 血管透過性が亢進すると，血漿成分が組織へと漏れ出すため，腫脹が起こる．抗体や補体が炎症局所へ到達できるのは，炎症時に血管透過性が亢進するためである．
3 × IL-4 は Th2 応答の促進，IL-10 は免疫抑制にかかわるサイトカインとして知られる．炎症性サイトカインとは，一般的には IL-1β や TNF-α のことを指す．
4 × 炎症の初期相では，組織に分布するマスト細胞（肥満細胞）やマクロファージの役割が重要であるが，その後，好中球をはじめとする白血球の遊走が起こることにより，強い炎症反応へと進展していく．
5 × 疼痛にかかわるメディエーターは血漿キニン類やプロスタグランジン E_2 である．

正解 2

【アラキドン酸代謝経路】

問題 28.2 アラキドン酸代謝経路に関する記述として正しいものはどれか．
1 非ステロイド性抗炎症薬（NSAIDs）の標的は，リン脂質からアラキドン酸を遊離する反応を触媒するホスホリパーゼ A_2 である．
2 シクロオキシゲナーゼ（COX）により，ロイコトリエン類が合成される．
3 アラキドン酸代謝物であるプロスタグランジン I_2 とトロンボキサン A_2 は，血小板凝集について，前者は促進，後者は抑制にかかわる．
4 ステロイド性抗炎症薬の主な標的は 5-リポキシゲナーゼである．

> 5　アラキドン酸代謝物には白血球の遊走を促進するものがある．

重要事項　抗炎症薬は，非ステロイド性抗炎症薬（NSAIDs）とステロイド性抗炎症薬に分類され，いずれも臨床上きわめて重要な位置を占めている．NSAIDs の標的は，アラキドン酸代謝経路のうち，プロスタノイド産生を制御する酵素であるシクロオキシゲナーゼである．一方，グルココルチコイド受容体は，アラキドン酸代謝系の酵素，種々のサイトカインなど，広汎な遺伝子群の発現調節にかかわるため，ステロイド性抗炎症薬の標的は多岐にわたっている．

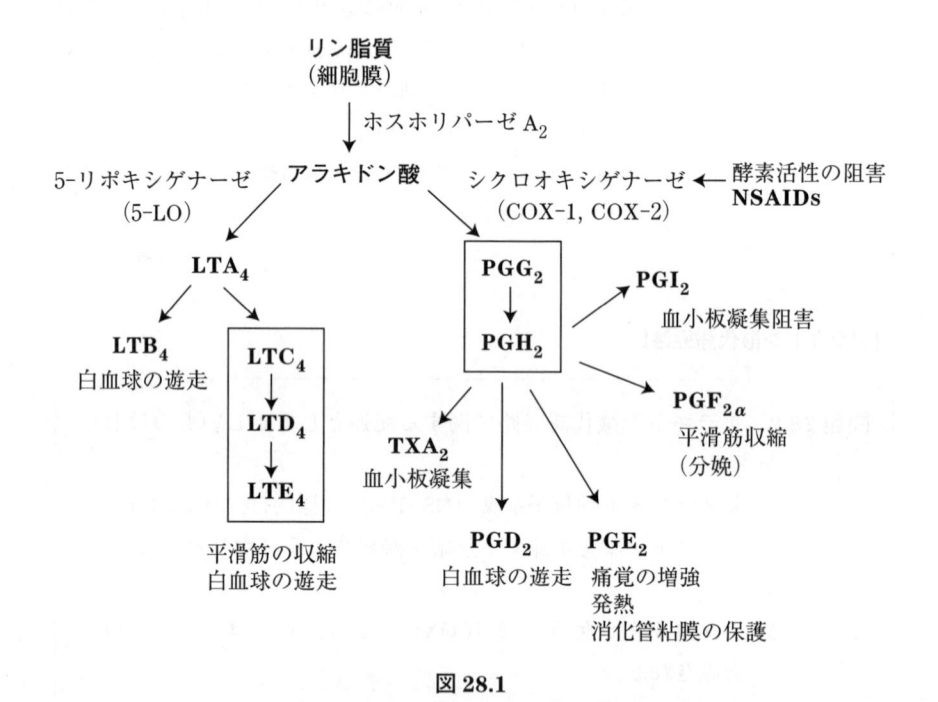

```
                            リン脂質
                           （細胞膜）
                              │ ホスホリパーゼ A₂
                              ↓
  5-リポキシゲナーゼ      アラキドン酸      シクロオキシゲナーゼ  ← 酵素活性の阻害
     （5-LO）                               （COX-1, COX-2）      NSAIDs
         ↓                                       ↓
        LTA₄                                   ┌─────┐
       ↙    ↘                                  │ PGG₂ │
     LTB₄   LTC₄                               │  ↓  │ → PGI₂
   白血球の遊走  ↓                              │ PGH₂ │   血小板凝集阻害
            LTD₄                               └─────┘
              ↓                                   ↓        → PGF₂α
            LTE₄                                TXA₂          平滑筋収縮
                                              血小板凝集        （分娩）
         平滑筋の収縮                     ↓        ↓
         白血球の遊走                   PGD₂      PGE₂
                                    白血球の遊走  痛覚の増強
                                                発熱
                                                消化管粘膜の保護
```

図 28.1

アラキドン酸代謝経路：マクロファージやマスト細胞（肥満細胞）などの細胞が刺激を受けると，細胞膜のリン脂質からホスホリパーゼ A_2 によりアラキドン酸が切り出され，ここからさまざまな脂質メディエーターが産生される（LT：ロイコトリエン，PG：プロスタグラ

3.1 免疫系が関係する疾患 　117

ンジン，TX：トロンボキサン，NSAIDs：非ステロイド性抗炎症薬)．

解答と解説　1　×　NSAIDsの標的はシクロオキシゲナーゼ（COX）である．
　　　　　　2　×　ロイコトリエン合成はアラキドン酸が5-リポキシゲナーゼ（5-LO）により代謝されることがきっかけとなって生じる．
　　　　　　3　×　二種の互いに拮抗する働きをもつプロスタノイドについて，ちょうど反対の説明をしている．
　　　　　　4　×　ステロイド性抗炎症薬の主たる作用は遺伝子発現の変化として現れ，その標的は多彩である．
　　　　　　5　○　ロイコトリエンやPGD_2には白血球の遊走を促進する作用がある．

正解　5

【炎症にかかわる細胞とサイトカイン】

問題28.3　炎症にかかわる細胞とサイトカインに関する説明として正しいものを選べ．
1　マクロファージから産生されるIFN-γは血管内皮細胞の接着分子を活性化し，好中球のローリングを引き起こす．
2　好中球は一般にケモカイン濃度の高いほうから低いほうへと遊走する．
3　炎症の後期において産生される増殖因子は，組織や血管の再生に働く．
4　ケモカインの受容体は形質膜に存在し，チロシンキナーゼ活性を示す．
5　アナフィラトキシンとも呼ばれる補体成分であるC3a，C5aは，マスト細胞（肥満細胞）に働いてその遊走を促進する．

重要事項　初期の炎症応答により血管透過性が亢進すると，引き続いて好中球をはじめとする白血球の血管内から組織への浸潤が起こる．この過程では，最初に局所の血管内皮細胞に接着分子が活性化され，白血球の

ローリングが起こり，その後ケモカインが作用することにより白血球の浸潤が起こる．炎症時はさまざまなサイトカイン，ケモカイン，増殖因子が局所で産生されるが，最終的には傷害を受けた組織や血管が修復される．このプロセスが炎症の慢性化等によってうまくいかないとき，組織のリモデリングが起こる．

解答と解説

1 × IFN-γが誤りで，IL-1βやTNF-αであれば記述は正しい．
2 × 白血球の遊走は反応できるケモカインの濃度勾配に従って起こる．ちょうど反対の記述になっている．
3 ○ 線維芽細胞の増殖や血管新生を促進する働きをもつサイトカインが産生される．
4 × ケモカインの受容体は7回膜貫通型のGタンパク質共役型受容体である．
5 × C3aやC5aはマスト細胞（肥満細胞）の脱顆粒を引き起こし，アナフィラキシー様の反応を誘導するため，アナフィラトキシンと呼ばれている．

正解 3

◆確認問題◆

次の文の正誤を判別し，○×で答えよ．

□□□ 1 炎症では局所に腫脹が生じ，周辺部に発赤が認められる．
□□□ 2 発赤の原因は血管拡張である．
□□□ 3 炎症の修復期では，しばしば線維芽細胞の増殖が認められる．
□□□ 4 ブラジキニンは強力な血管透過性亢進作用をもつ．
□□□ 5 炎症は一過性の反応であり，数時間で収束する．
□□□ 6 炎症では，好中球などが放出するリソソーム酵素によるタンパク質分解により組織が傷害されることがある．
□□□ 7 鉱質コルチコイドは強力な抗炎症作用をもつ．

正解と解説

1 ○ 一般的な炎症像の説明である．

2 ○ 炎症部位の周縁部では，血管拡張が起こることにより，組織が赤みを帯びてみえる．
3 ○ 線維芽細胞が炎症局所で増殖することにより，傷害された組織が修復される．その後，時間をかけて線維芽細胞が従来その場に分布していた細胞へと置換される．
4 ○ ブラジキニンは痛みにかかわるメディエーターである．強力な血管透過性亢進作用をもつ低分子メディエーターとはヒスタミンである．
5 × 炎症は一般的に，血管透過性の亢進や，血管拡張が起こる「初期相」と，その後，白血球の浸潤が起こる「遅延（後期）相」，さらには線維芽細胞の増殖や血管新生の起こる「修復相」の三段階に分けて考えることができる．初期相のみで収束する例はほとんどない．
6 ○ 好中球の顆粒から分泌されるプロテアーゼは強力であり，正常な組織を同時に傷害することがある．
7 × 抗炎症作用をもつのは糖質コルチコイドである．

SBO 29

到達目標 代表的自己免疫疾患の特徴と成因について説明できる．

【全身性自己免疫疾患】

> **問題 29.1** 関節リウマチ（RA）と全身性エリテマトーデス（SLE）について正しいものはどれか．
> 1 RA 患者において高頻度で抗二本鎖 DNA 抗体が検出される．
> 2 RA において，すべての患者にリウマトイド因子（RF）が認められる．
> 3 SLE の好発年齢は，思春期を中心に 10〜20 歳である．
> 4 RA は膠原病であるが，SLE は膠原病ではない．
> 5 RA と SLE のいずれも女性のほうに患者が多い．

重要事項 表 29.1 に全身性自己免疫疾患と自己抗体の関係をまとめた．自己

抗体のパターンは疾患によって特徴があり，重要な診断基準になるので，理解しておく必要がある．

表 29.1

自己抗体	全身性エリテマトーデス (SLE)	関節リウマチ (RA)	全身性強皮症 (SSc)	シェーグレン症候群 (SS)
〔クロマチン関連抗原に対する自己抗体〕				
抗核抗体（ANA）	＋＋＋	＋	＋＋＋	＋＋＋
抗二本鎖 DNA 抗体	＋＋＋	－	－	－
抗ヒストン抗体	＋＋＋	＋	＋	＋
抗 Scl-70（トポイソメラーゼI）抗体	－	－	＋＋＋	－
抗セントロメア抗体	－	－	＋＋＋	－
〔非クロマチン関連抗原に対する自己抗体〕				
リウマトイド因子（RF）	＋＋	＋＋＋	＋	＋＋
抗 Sm 抗体	＋＋	－	－	－
抗 PCNA 抗体	＋	－	－	－
抗 SS-A/Ro 抗体	＋＋	＋	＋	＋＋＋
抗 SS-B/La 抗体	＋＋	＋	＋	＋＋＋

※自己抗体の陽性率を－～＋＋＋で示したが，－でも 0％とは限らない．

解答と解説

1 × 膠原病の患者の末梢血には何らかの抗核抗体が検出されるが，SLE 患者では特に抗二本鎖 DNA 抗体が検出され，その疾患特異性も非常に高い（約 95％）．また，その抗体価は活動期と相関することから，診断に用いられる．

2 × RA 患者の約 80％に，IgG の Fc 部分に対する自己抗体である RF（IgM 型）が認められるが，全例ではない．IgG 型の RF は RA 患者の約半数に認められ，その抗体価は RA の活動期に上昇する．

3 × SLE の好発年齢は 20～40 歳で，RA の好発年齢は 40～60 歳である．

4 × RA と SLE のいずれも代表的な膠原病である．その他の代表的な膠原病として全身性強皮症（SSc）やシェーグレン症候群（SS）などがある．

5 ○ 発症の男女比は，RA で 1：5 で，SLE で 1：9 ～ 10 と女性に多い．他の膠原病（SSc や SS）でも女性のほうが圧倒的に多い．

正解　5

【臓器特異的自己免疫疾患】

問題 29.2 臓器特異的自己免疫疾患において標的となる器官・組織・自己抗原について，正しい組合せはどれか．

	疾患名	標的器官・組織	自己抗体の標的となる自己抗原
1	I 型糖尿病	膵臓	グルタミン酸脱炭酸酵素（GAD）
2	重症筋無力症	末梢神経	アセチルコリン受容体
3	バセドウ病	甲状腺	甲状腺ホルモン
4	橋本病	中枢神経	チログロブリン
5	多発性硬化症	骨格筋	ミエリン塩基性タンパク質

重要事項　表 29.2 に臓器特異的自己免疫疾患の標的器官・組織・自己抗原ならびに特徴的症状等をまとめて示した．各疾患の特徴と成因となる自己抗原を整理して理解する．

表 29.2

疾患名（別名）	標的器官・組織	自己抗体の標的となる主要な自己抗原	特徴的症状等
I 型糖尿病（Type I DM）	膵臓	グルタミン酸脱炭酸酵素(GAD)，膵ランゲルハンス細胞，インスリンなど	アシドーシス性糖尿病性昏睡，糖尿病性網膜症，糖尿病性腎炎など
重症筋無力症（MG）	骨格筋（神経筋接合部）	（ニコチン性）アセチルコリン受容体，筋肉特異的チロシンキナーゼ(MuSK)など	眼瞼下垂，四肢の筋力低下，胸腺腫・胸腺過形成など

表 29.2 つづき

疾患名（別名）	標的器官・組織	自己抗体の標的となる主要な自己抗原	特徴的症状等
バセドウ病（グレーブス病）	甲状腺	甲状腺刺激ホルモン(TSH)受容体	甲状腺機能亢進 三大症状：甲状腺腫，眼球突出，頻脈
橋本病（慢性甲状腺炎）	甲状腺	チログロブリン，ペルオキシダーゼなど	甲状腺機能低下，びまん性の硬い甲状腺腫
多発性硬化症（MS）	中枢神経系（髄鞘）	ミエリン塩基性タンパク質(MBP)やMOG	運動麻痺，感覚障害，視力障害，有痛性硬直性けいれんなど
突発性血小板減少性紫斑病（ITP）	血小板	血小板膜タンパク質	紫斑，鼻出血，粘膜出血など（頭蓋内出血は致命的）

解答と解説

1　○　膵臓のランゲルハンス島β細胞が抗GAD抗体のような自己抗体を介した細胞傷害により破壊され，その結果としてインスリンが絶対的に不足することが病因である．

2　×　アセチルコリン受容体に対する自己抗体が，骨格筋における神経伝達を遮断し，その結果，筋疲労や筋脱力の原因となる．

3　×　抗TSH受容体自己抗体が，アゴニストとして作用することにより甲状腺機能が亢進する．

4　×　甲状腺特異抗原（上述）に対する自己抗体を介した細胞傷害作用によって甲状腺の上皮細胞が変性，崩壊，線維化した結果として，甲状腺機能が低下するのが病因である．

5　×　MBPやMOGに対する自己抗体やミエリン特異的T細胞の作用で炎症性の脱髄が中枢神経系に生じることが病因である．

正解　1

◆確認問題◆

次の文の正誤を判別し，○×で答えよ．

□□□　1　関節リウマチ（RA）の病変は，関節に限局して認められる．

□□□ 2 関節リウマチ（RA）において，顔面蝶型紅斑が特徴的な症状の1つである．

□□□ 3 ループス腎炎は全身性エリテマトーデス（SLE）患者の主な死因となっている．

□□□ 4 シェーグレン症候群（SS）は関節リウマチ（RA）や全身性エリテマトーデス（SLE）と合併することがある．

□□□ 5 多くの自己免疫疾患は遺伝因子や環境因子が発症に関与している．

□□□ 6 全身性強皮症（SSc）では，レイノー現象が高頻度でみられる．

□□□ 7 バセドウ病の患者では体重の増加がみられる．

□□□ 8 特定の細菌やウイルスの感染は，自己免疫疾患の発症の引き金となる．

正解と解説

1 × RAは関節だけでなく，皮膚結節，胸膜炎，心筋炎など全身性の症状が現れる．

2 × 顔面蝶型紅斑はSLEの特徴的な症状の1つである．RAでは，朝のこわばり，左右対称性の関節炎や関節の変形・破壊を特徴とし，全身の関節に症状が広がる症例もある．

3 ○ ループス腎炎は，腎臓の糸球体基底膜に沈着したDNAに抗DNA抗体が結合した免疫複合体に起因するが，SLE患者の主な死因となっている．

4 ○ シェーグレン症候群（SS）は涙腺や唾液腺に生じる自己免疫性外分泌炎であるが，他の膠原病と合併する続発性（二次性）SSと合併を伴わない原発性SSがある．

5 ○ 代表的な遺伝因子として，HLAの型（ハプロタイプ）と自己免疫疾患との関連が明らかになっている（SLEとDR2（DRB1*1501）やRAとDR4（DRB1*0405）など）．

6 ○ 膠原病においてレイノー現象はよくみられるが，特にSSc患者では95％以上に認められ，初発症状として半数以上でみつかる．

7 × バセドウ病では，甲状腺機能亢進による代謝の亢進が認められるので，体重が減少する傾向がみられる．

8 ○ 自己抗原と類似の抗原をもつ病原微生物が感染した時，「分子擬態」というメカニズムで，自己抗原との交差性が誘導されて自己免疫の引き金となる場合がある．代表例：① 溶血性連鎖球菌 —— リウマチ性心筋炎，② カンピ

124 3. 免疫系の破綻・免疫系の応用

ロバクター —— ギランバレー症候群, ③ コクサッキーウイルス —— Ⅰ型糖尿病, ④ レトロウイルス —— 全身性強皮症など

SBO 30
到達目標 代表的な免疫不全症候群を挙げ，その特徴と成因を説明できる．

【先天性免疫不全症候群の特徴】

> **問題30.1** 免疫不全症に関する記述のうち，正しいものはどれか．
> 1 アデノシンデアミナーゼ欠損症ではT細胞，B細胞両者が減少する．
> 2 ディジョージ症候群では主としてB細胞の著しい減少がみられる．
> 3 X連鎖無ガンマグロブリン血症ではT細胞の数が著しく減少する．
> 4 慢性肉芽腫症ではヘルペスウイルスによる重症感染が起こりやすい．
> 5 高IgM血症では全身性エリテマトーデス様症状を併発しやすくなる．

重要事項 免疫不全とは，免疫にかかわる細胞や分子の欠損または機能低下によって易感染性となることであり，遺伝的あるいは先天的に起こる先天性（原発性）免疫不全症候群と，感染症，腫瘍，加齢，慢性疾患，薬物治療などを原因とする続発性（後天性）免疫不全症候群に分けられる．先天性免疫不全症候群は頻度こそ低いが，免疫不全の仕組みを知るうえで重要である．

表 30.1 代表的な先天性免疫不全症候群

疾　患	成　因	病態の特徴
① 複合型免疫不全症		
X連鎖重症複合免疫不全症	共通γ鎖遺伝子の変異	NK細胞，T細胞の減少　抗体産生減少
常染色体性重症複合免疫不全症	RAG-1，RAG-2の欠損など	T細胞，B細胞の欠損など
アデノシンデアミナーゼ欠損症	代謝産物の蓄積によるT，B細胞傷害	T細胞，B細胞の減少
オメン Omenn 病	RAG-1，RAG-2の点変異	T細胞，B細胞の機能欠損
② 抗体欠乏症を主とする免疫不全症		
X連鎖無ガンマグロブリン血症	ブルトン型チロシンキナーゼ遺伝子の変異	B細胞，抗体の減少により生後数か月から化膿菌の易感染性
高 IgM 症候群	CD40 リガンドの変異など	IgG，IgA，IgE の不産生による化膿菌の易感染性
③ 補体欠損症		
補体欠損症	補体成分または補体制御タンパク質の欠損	III型アレルギー疾患の高頻度発症性，細菌の易感染性
発作性夜間血色素尿症	GPI アンカーの欠損	夜間の溶血発作
④ 食細胞機能不全症		
白血球粘着異常症	LFA-1 β鎖の欠損	好中球，NK細胞，キラーT細胞の機能低下による細菌の易感染性
慢性肉芽腫症	NADPH オキシダーゼの不活性化	食細胞の殺菌能不全による化膿菌の易感染性
チェディアック・東 Chediak-Higashi 症候群	LYST 遺伝子の変異によるグランザイム・パーフォリン分泌障害など	好中球，単球，リンパ球への巨大顆粒出現，毛髪，皮膚，眼底の部分の色素脱落を伴う免疫不全
⑤ その他の大きな欠損を伴う免疫不全症		
ウィスコット・アルドリッチ Wiskott-Aldrich 症候群	WASP 遺伝子の変異	血小板減少，湿疹を併発する細胞性免疫不全
ディジョージ DiGeorge 症候群	第22染色体の部分欠失による胸腺と副甲状腺の無形成	T細胞の減少，低カルシウム血症の合併
血管拡張性運動失調症	ATM 遺伝子の変異による細胞内シグナル伝達異常	T細胞，抗体の減少，小脳性運動失調や皮膚などの毛細血管拡張を合併

解答と解説

1 ○ アデノシンデアミナーゼ欠損症（ADA）など核酸サルベージ回路の異常は，リンパ球の発育不全を誘発し，早期に重症複合型免疫不全症（SCID）を発症する．

2 × ディジョージ症候群は胸腺の形成不全を起こすもので，その結果，成熟T細胞の数が著しく減少する．

3 × X連鎖無ガンマグロブリン血症（XLA）は，B細胞の分化が途中で停止し，その結果B細胞の著しい減少と抗体産生不全を引き起こす．

4 × 慢性肉芽腫症は，活性酸素の産生にかかわるNADPHオキシダーゼの欠損により食細胞の殺菌機能不全が引き起こされ，細菌による化膿性の感染を繰り返す．

5 × 全身性エリテマトーデス様症状を併発するのは補体欠損症であり，これは形成された免疫複合体を効率的に除去できないことが原因と考えられる．

正解 1

【免疫不全症候群の成因】

問題30.2 免疫不全症に関する記述のうち，正しいものはどれか．

1 X連鎖無ガンマグロブリン血症は，RAG-1またはRAG-2の欠損が原因である．

2 アデノシンデアミナーゼ欠損症は，細胞内アデノシンの枯渇が原因となる．

3 後天性免疫不全症候群の原因は，HIVによるCD8陽性T細胞の破壊である．

4 白血球粘着異常症の原因は，ATM遺伝子の常染色体劣性遺伝による．

5 T(−)B(+)NK(−)重症複合免疫不全症の原因に，共通γ鎖遺伝子変異がある．

解答と解説 1 × X連鎖無ガンマグロブリン血症の原因はブルトン型チロシンキナーゼ（BTK）遺伝子の欠損もしくは変異であり，RAG-1やRAG-2の欠損はT(−)B(−)NK(+)SCIDの原因となる．

2 × アデノシンデアミナーゼ欠損症では，アデノシンやデオキシアデノシンが細胞内に蓄積することにより幼弱リンパ球が特に影響を受ける．

3 × 後天性免疫不全症候群（AIDS）ではHIVが，CD4陽性T細胞に感染し，ヘルパーT細胞を中心とした免疫機構を破綻させる．

4 × 白血球粘着異常症は，インテグリンファミリーに属するLFA-1 β鎖遺伝子の常染色体劣性遺伝を原因とし，ATM遺伝子の異常は欠陥拡張性運動失調症の原因となる．

5 ○ IL-2，IL-4，IL-7，IL-9，IL-15などのサイトカイン受容体のγ鎖は機能を共有しており，X染色体に連鎖した共通γ鎖遺伝子の変異がT細胞とNK細胞の分化を障害する．

正解 5

◆確認問題◆

次の文の正誤を判別し，○×で答えよ．

1 T細胞の機能不全でも，B細胞が残存するので，化膿性細菌に対しては抵抗性が維持される．

2 X連鎖無ガンマグロブリン血症は男児にのみ発症する．

3 加齢による免疫系の機能は，B細胞よりもT細胞で顕著に低下する．

4 X連鎖無ガンマグロブリン血症では，出生直後から化膿性細菌の感染が繰り返される．

5 骨髄移植は多くの先天性免疫不全症の治療として有効である．

6 ホジキン病患者では，一般的な化膿性細菌に対する抵抗性が低下する．

7 後天性免疫不全症候群（AIDS）と重症複合免疫不全症では，ともに日和見感染が重要な問題である．

正解と解説

1 ×　ヘルパーT細胞が機能不全に陥ると，体液性免疫の機能も低下する．

2 ○　原因遺伝子であるBtkがX染色体上にあるため，発症するのは男児のみである．

3 ○　胸腺は思春期を過ぎると徐々に萎縮を始めることもあり，加齢に伴う機能低下はB細胞よりもT細胞で顕著である．

4 ×　母体からの移行抗体により生後数週間は問題ないが，その後は化膿性細菌感染が繰り返される．

5 ○　他にも，アデノシンデアミナーゼ欠損症のように遺伝子治療が開発されたものもある．

6 ×　続発性免疫不全のうち，ホジキン病の患者は細胞性免疫の欠陥により結核菌，クリプトコッカス，帯状疱疹ウイルスなどに易感染性となる．一方，Bリンパ球増殖性の腫瘍などでは，低ガンマグロブリン血症を伴い，一般的な化膿菌に対する抵抗性が低下する．

7 ○　AIDS発症によりCD4$^+$T細胞が200個/μL以下になると，細胞性免疫と体液性免疫が極度に低下し，各種のウイルス，真菌，原虫，細菌に高い感受性をもつようになり，日和見感染を起こす．T細胞とB細胞の機能不全であるSCIDも同様である．

3.2 ◆ 免疫応答のコントロール

SBO 31
到達目標 臓器移植と免疫反応のかかわり（拒絶反応，免疫抑制剤など）について説明できる．

【拒絶反応】

> **問題 31.1** 拒絶反応について正しいものはどれか．
> 1 ドナーとレシピエントの関係に関して，親子間は同系という．
> 2 急性拒絶反応は，移植後わずか数分ないし数時間のうちに起こる．
> 3 超急性拒絶反応は，同種間での臓器移植で最もよくみられる．
> 4 慢性拒絶反応は，異なるMHC抗原に反応するT細胞が起因となる．
> 5 移植片対宿主反応（GVHR）は，特に骨髄移植で問題となる．

解答と解説
1 × ドナーとレシピエントの関係には，自家（自己），同系（同種同系：一卵性双生児，クローン動物，純系動物など遺伝的背景が同一），同種（同種異系：親子，兄弟，二卵性双生児，他人など移植において最も多い関係），異種（ヒトとサル，ヒトとブタ，マウスとラット，ヒトとマウスなど異なる種間）がある．

2 × 急性拒絶反応は主に細胞性免疫によって移植後数日～数週間のうちに起こる．

3 × 超急性拒絶反応は，異種間での臓器移植や一度拒絶された移植片の再移植の際にみられ，移植後わずか数分ないし数時間のうちに起こる．宿主の血中に常在する異種移植片の糖鎖抗原に対する自然抗体が原因となり，抗体と補体による異種移植片の傷害により激しく急速に拒絶される．同種

移植の場合でも，血液型不適合の個体間の移植で生じる場合がある．

4 ×　慢性拒絶反応は移植後，数か月〜数年後に現れる．この緩やかな拒絶反応は，MHC 分子よりもはるかに抗原性の弱いタンパク質によって誘導された T 細胞が，移植臓器の血管内で炎症を起こし，徐々に血管が肥厚し，最終的に血管を閉塞して，移植臓器を壊死させることにより起こる．この反応は宿主対移植片反応（HVGR）という．

5 ○　GVHR は，肺移植や肝臓移植など，リンパ球を含む臓器移植の際にもみられるが，特に骨髄移植では発生することが多い．GVHR によって宿主組織が傷害されることにより生じる病態を移植片対宿主病（GVHD）という．

正解　5

【免疫抑制剤】

問題 31.2　免疫抑制剤について正しいものはどれか．
1　タクロリムスとシクロスポリンはカルシニューリンの活性化を促進することにより，T 細胞の活性化を抑制する．
2　プレドニゾロンは細胞内受容体に結合して，抗炎症性サイトカイン遺伝子の転写を促進して炎症を抑制する．
3　ミコフェノール酸モフェチルは，T 細胞の増殖を阻害するが B 細胞には効果がない．
4　ムロモナブ-CD3 は，ヒト T 細胞表面抗原 CD3 に対するモノクローナル抗体であり，腎移植後の急性拒絶反応の治療に用いられる．
5　シロリムス（ラパマイシン）は，主としてマクロファージに作用し，炎症性サイトカインの産生を阻害する．

重要事項　図 31.1 に T 細胞におけるシクロスポリンとタクロリムス水和物の免疫抑制の作用機序を示した．

3.2 免疫応答のコントロール

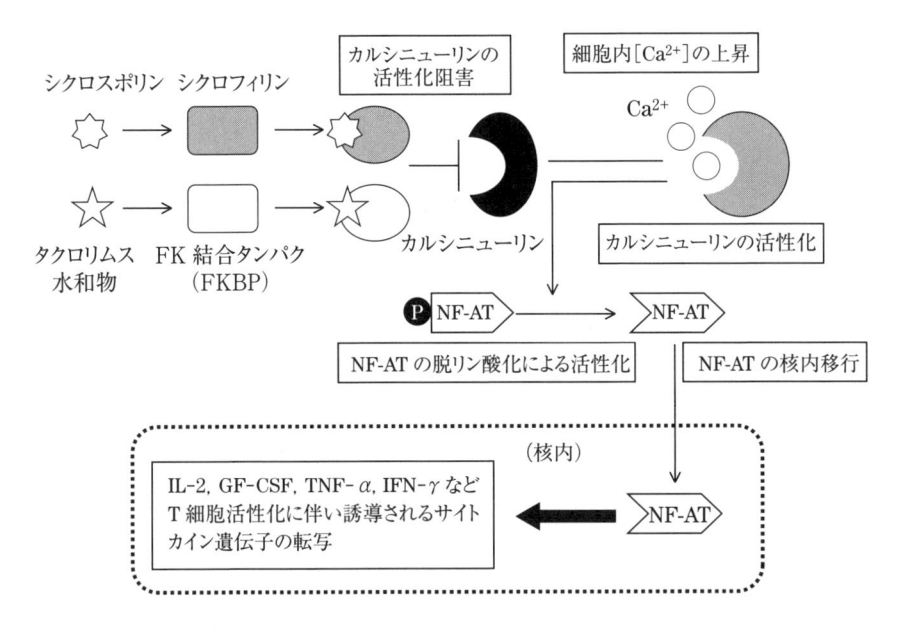

図 31.1

シクロスポリン → シクロフィリン → カルシニューリンの活性化阻害

タクロリムス水和物 → FK結合タンパク（FKBP）

細胞内[Ca^{2+}]の上昇 → カルシニューリンの活性化

カルシニューリン

P-NF-AT → NF-AT（NF-ATの脱リン酸化による活性化）

NF-ATの核内移行

（核内）NF-AT → IL-2, GF-CSF, TNF-α, IFN-γ などT細胞活性化に伴い誘導されるサイトカイン遺伝子の転写

解答と解説

1 × シクロスポリンとタクロリムスは，それぞれシクロフィリンおよびFKBPというイムノフィリンに結合し，抗原刺激を受けたT細胞内において上昇したCa^{2+}によるカルシニューリンの活性化を抑制する．その結果，T細胞の活性化に必要な転写因子であるNF-ATは，カルシニューリンによる脱リン酸化を受けず，核内移行が阻害される．最終的にT細胞からのIL-2の産生が誘導されないことで，T細胞の活性化や増殖が抑制される．

2 × プレドニゾロンは副腎皮質ステロイドの1つであり，細胞内受容体に結合して，炎症にかかわるさまざまなサイトカイン遺伝子の転写を抑制して炎症を抑制する．

3 × ミコフェノール酸モフェチルは体内で速やかにミコフェノール酸に分解され，リンパ球（T細胞とB細胞の両方）の核酸合成の *de novo* 経路を阻害し，増殖を抑制する．腎移植後の拒絶反応の予防および治療に用いられる．

4 ○ ムロモナブ-CD3は，静脈内投与によりT細胞を特異的に死滅させ，免疫抑制効果を示す．移植に利用されるモノクローナル抗体としては，他に，抗CD4抗体，抗CD8抗体，抗MHCクラスⅠ/Ⅱ抗体がある．

5 × シロリムスは放線菌の産生するマクロライド系抗生物質であり，構造はタクロリムスに類似している．しかし，シロリムスはIL-2シグナル伝達とタンパク質合成を阻害し，T細胞選択的に免疫抑制を発揮する．臨床的には重篤な副作用がある．

正解　4

◆確認問題◆

次の文の正誤を判別し，○×で答えよ．

□□□ **1** ヒトの骨髄移植においてHLAの型を合わせる必要はない．
□□□ **2** ヒトの臓器移植において血液型（ABO型）を適合する必要はない．
□□□ **3** タクロリムスは，シクロスポリンより少量で免疫抑制効果を発揮する．
□□□ **4** アザチオプリンは，体内で代謝された後，核酸合成を抑制することによってT細胞の増殖を抑制する．
□□□ **5** シクロホスファミドは体内で活性化され，Bリンパ球の増殖を抑制して，体液性免疫を抑制する．
□□□ **6** 免疫抑制と免疫寛容は同義語である．

正解と解説

1 × できる限りHLAの型を一致させる必要がある．HLAの不一致はGVHDの原因になる．しかしながら，骨髄バンクの中で適合するドナーを見つけ出すことは非常に困難である．

2 × 血液型の不一致は拒絶反応の原因となり，臓器の生着率を低下させる要因となる．したがって，できるだけ血液型を適合させることが望ましい．

3 ○ タクロリムスは，放線菌由来のマクロライド系抗生物質であり，シクロスポリンの50～100倍強力である．

4 ○ アザチオプリンは，プリンヌクレオチドの代謝拮抗薬であり，生体内で6-

メルカプトプリンに変換され，DNA合成を阻害することによりリンパ球の増殖を阻害する．

5 ○ シクロホスファミドは，体内で強力なDNAアルキル化剤であるホスホラミドマスタードに変換され，DNA分子をアルキル化して架橋する．その結果，細胞分裂が異常になり，転写にも影響を与え，免疫抑制作用を示す．

6 × 免疫寛容は，特定の抗原に対する反応だけが消失した状態であり，他の免疫応答は正常である．一方，免疫抑制は，免疫応答全般が抑制された状態であり，日和見感染が大きな問題となる．

SBO 32
到達目標 細菌，ウイルス，寄生虫などの感染症と免疫応答とのかかわりについて説明できる．

【細胞内寄生細菌の排除】

> **問題32.1** 結核菌の排除に関与する免疫細胞の組合せとして最も適当なものはどれか．
> 1 マクロファージとB細胞
> 2 T細胞とB細胞
> 3 マクロファージとT細胞
> 4 B細胞と好中球
> 5 マクロファージと好中球

重要事項 結核菌は典型的な細胞内寄生細菌であり，マクロファージに貪食された後も細胞内で生存する．したがってマクロファージが結核菌，レジオネラ菌，リステリア菌などの細胞内寄生細菌を殺菌・排除するためにはIFN-γによって刺激を受け，活性化する必要がある．細胞内寄生細菌が感染したマクロファージは，初期応答ではNK細胞を活性化し，後期にはIL-12分泌を介してヘルパーT細胞のTh1への分化を促すことにより，両者からのIFN-γ産生を誘導する．また，寄生細菌がサイトゾルへ移動した場合には，MHCクラスIによる抗原提

示システムを介してキラーT細胞により貪食細胞が破壊される．

正解　3

【細菌以外の感染症に対する免疫応答】

問題 32.2 次の記述のうち，正しいものはどれか．
1　ウイルス感染細胞の破壊において，好中球は中心的な役割を果たす．
2　NK細胞はMHCクラスⅠ分子に提示されたウイルス抗原を認識する．
3　カンジダなどの真菌による感染に対して細胞性免疫は有効ではない．
4　マラリア原虫は赤血球内で増殖するので，体液性免疫は有効ではない．
5　マンソン住血吸虫の感染では，特異IgE抗体や好酸球の増加が起こる．

重要事項　種々の病原微生物による感染症と，これらに対する免疫応答を以下にまとめた．

> 1) 細胞外細菌（黄色ブドウ球菌，肺炎球菌，レンサ球菌，緑膿菌など）
> ・補体などの液性因子による応答が起こる．
> ・好中球が末梢血管から浸潤し，細菌を貪食する．
> ・マクロファージが局所に集積し，細菌を貪食する．
> ・細菌は貪食細胞のToll様受容体により認識される．
> ・補体の活性化により細菌はオプソニン化される．
> ・食細胞は，補体受容体を用いてオプソニン化された細菌を容易に貪食する．
> ・好中球は，活性酸素種，抗菌ペプチド，プロテアーゼの産生を通じて殺菌を行う．

- 食細胞は，サイトカインを産生して白血球の集積を促進するとともに，発熱や急性期タンパク質の発現を誘導する．
- 樹状細胞の働きにより獲得免疫が始動し，抗体産生とヘルパーT細胞の局所への浸潤が起こる．
- 抗体は細菌に結合してオプソニンおよび細胞傷害の目印として働く．
- ヘルパーT細胞は，感染部位においてIFN-γなどのサイトカインを産生して食細胞による貪食・殺菌能を強化する．
- 消化管では，パイエル板に接して存在するM細胞が，消化管内の異物を抗原提示細胞に受け渡す．
- 腸管粘膜免疫では分泌型IgAが主役となり，腸管内腔に存在する病原体や異物に対して反応する．

2) 細胞内寄生細菌（結核菌，レジオネラ菌，リステリア菌，サルモネラ菌など）

- 細胞内寄生細菌は貪食された後も殺菌機構から逃れ，細胞内で生存・増殖する．
- 細菌を貪食したマクロファージはIL-12を産生する．
- IL-12の刺激により，NK細胞はIFN-γを産生し，ヘルパーT細胞はTh1細胞へと分化する．
- NK細胞やTh1細胞が産生するIFN-γはマクロファージを活性化し，活性酸素や特に一酸化窒素（NO）を産生させることにより殺菌力を増強する．
- 細菌がマクロファージのリソソームから細胞質へ移行した場合は，細菌の抗原がMHCクラスI分子に結合して細胞傷害性（キラー）T細胞を誘導する．
- 細胞傷害性（キラー）T細胞は，細菌を含むマクロファージを破壊し，細菌は細胞外に放出される．

3) ウイルス感染

- ウイルス感染により線維芽細胞や血管内皮細胞などからは IFN-β が産生される.
- IFN-α/β（Ⅰ型インターフェロン）はウイルス感染細胞に直接作用し，ウイルスの複製を阻害する.
- IFN-α/β は NK 細胞を活性化し，ウイルス感染細胞を破壊する.
- また IFN-α/β は MHC クラス I 分子の発現を増強し，ウイルス抗原の提示を強化する.
- ウイルス感染により MHC 分子の発現が低下した細胞は，NK 細胞に攻撃されやすくなる.
- ウイルス抗原提示後は獲得免疫が成立し，体液性免疫と細胞性免疫がウイルス感染拡大の防御に働く.
- ウイルス抗原特異抗体は中和反応，補体の活性化，オプソニン効果，抗体依存性細胞傷害作用（ADCC）を通じてウイルスを攻撃する.
- 細胞内ウイルスは，細胞傷害性 T 細胞（キラー T 細胞）により感染細胞ごと破壊され，cell to cell のウイルス感染も阻止される.
- ヘルパー T 細胞は IFN-γ を産生して貪食細胞を活性化し，IL-2 を介して細胞傷害性 T 細胞の増殖・活性化を促す.

4) 真菌・原虫・寄生虫感染

- カンジダ，クリプトコッカスのような真菌に対しては，好中球による食菌作用が主要な感染防御である.
- 真菌感染防御に関しては，T 細胞依存性のマクロファージ活性化による細胞性免疫も重要である.
- アフリカトリパノソーマのような血液中の原虫に対しては，IgG を主とした体液性免疫が有効である.
- 原虫に対する抗体はオプソニン効果，補体活性化などに働く.
- リーシュマニア，トキソプラズマのような細胞内に寄生する原虫に対しては，細胞内寄生細菌に対するものと同様の細胞性免疫が有効である.

3.2 免疫応答のコントロール

- マラリア原虫に対しては，赤血球への侵入阻止に関してIgG抗体が有効であり，オプソニン効果，補体活性化に働く．
- マンソン住血吸虫やバンクロフト糸状虫などの蠕虫は大きすぎて貪食できないことから，好酸球やマスト細胞による免疫応答が重要な働きをする．
- 蠕虫は抗酸化酵素の分泌や表皮を脱ぎ捨てることにより，殺菌作用や抗体の攻撃から逃れる．
- 蠕虫に対してはTh2応答（IL-4およびIL-5の産生）が優位であり，IgE濃度の増加と好酸球誘導が起こる．
- 好酸球は抗寄生虫活性のある主要塩基性タンパク質を放出して蠕虫を傷害する．
- マスト細胞はヒスタミンなどを放出し，腸管痙攣性下痢を誘発して蠕虫が体外に排出されやすくする．

一方，病原微生物のほうも，宿主の免疫から逃れるためにさまざまな手段を用いている．以下はその例である．

- ヘルペスウイルスは，サイトカインやその受容体に似た分子を表面にもつことで宿主細胞の因子を擬態する．
- インフルエンザウイルスやトリパノソーマなどは劇的に表面抗原を変化させ，抗体による攻撃から逃れる．
- 住血吸虫は，宿主由来の分子を体表に取り込んで，免疫による監視から逃れる．
- エイズウイルス（HIV）は免疫機構の司令塔である$CD4^+$T細胞に感染し，これを破壊または機能不全にすることで免疫から逃れる．

解答と解説

1　×　ウイルス感染細胞を攻撃，破壊する免疫細胞として重要なのは，細胞傷害性T（キラーT）細胞とナチュラルキラー（NK）細胞である．

2　×　NK細胞は，ウイルス抗原を特異的に直接認識するのではなく，ウイルス感染によって細胞膜上のMHC分子の発現が低下した細胞を認識して攻撃する．

3 × HIV感染により細胞性免疫が低下した患者では，カンジダ症などの重篤な真菌感染症が起こりやすい．

4 × マラリア原虫が赤血球に侵入する以前においては，特異的IgG抗体が感染防御に有効である．

5 ○ マンソン住血吸虫などの蠕虫感染では，Th2細胞が産生するIL-4およびIL-5により，寄生虫に対するIgE抗体濃度の増大と好酸球の増加がしばしばみられる．

正解 5

◆確認問題◆

次の文の正誤を判別し，○×で答えよ．

□□□ 1 ウイルス感染の初期には，リンパ球を中心とした細胞性免疫が感染細胞の排除に重要である．

□□□ 2 血液中の好中球が増加しているときは，何らかの細菌感染症が疑われる．

□□□ 3 腸管粘膜上では分泌型IgAが細菌やウイルスの感染防御に効果的である．

□□□ 4 IFN-α/βは抗ウイルス作用をもつが，IFN-γは抗ウイルス作用をもたない．

□□□ 5 ウイルスに対する中和抗体は，ウイルスが受容体に結合するのを妨げることができる．

□□□ 6 細胞内寄生細菌の感染により，マクロファージの産生するIL-1がNK細胞にIFN-γ産生を誘導する．

正解と解説

1 × ウイルス感染初期で，感染細胞排除に働くのはNK細胞である．ウイルスの増殖は速く，獲得免疫の成立までにNK細胞がどれだけ感染細胞を排除できるかは重要なことである．

2 ○ 一般的な細菌感染症では好中球が増加する傾向にある．他にも外傷，自己免疫疾患などさまざまな原因で好中球が増加するが，ウイルス感染などでは好中球が減少するケースもある．

3 ○ 腸管のみならず，分泌型IgAはインフルエンザウイルスなど粘膜を介して感染する病原体からの防御に重要な役割を担う．

4 × IFN-α/β は，直接細胞に作用してウイルス複製阻害に働くが，IFN-γ もマクロファージ，NK，キラー T 細胞などを活性化して抗ウイルスに働く．
5 ○ オプソニン効果や ADCC などと違い，抗体単独でウイルスによる細胞への感染を防御できるのが中和抗体である．ウイルス表面に結合した抗体が必ずしも感染防御に有効とは限らず，ウイルスによっては，結合した抗体の Fc 受容体を用いて細胞に感染するものもある．
6 × NK 細胞に IFN-γ 産生を誘導するのは IL-12 である．

SBO 33
到達目標 腫瘍排除に関与する免疫反応について説明できる．

【腫瘍抗原】

> 問題 33.1 腫瘍抗原に関する正しい記述はどれか．
> 1 腫瘍抗原は癌細胞にのみ発現するマーカーであり，正常細胞にはない．
> 2 タンパク質以外の腫瘍抗原は見出されていない．
> 3 腫瘍抗原のペプチド断片は MHC クラス II 分子と結合し，CD8$^+$ キラー T 細胞に提示される．
> 4 腫瘍抗原に結合した抗体は，ナチュラルキラー（NK）細胞の細胞傷害作用を刺激する．
> 5 悪性腫瘍の治療に用いられる抗体医薬品は，ヒト血清から得られたモノクローナル抗体である．

重要事項 腫瘍排除には，腫瘍抗原非特異的な免疫反応と特異的な反応がかかわる．
　　MHC クラス I 分子の発現低下など異常な腫瘍細胞は，腫瘍抗原の有無にかかわらず NK 細胞の NK 受容体によって認識されて傷害されることが知られている．一方，腫瘍抗原特異的な免疫反応にはさまざまな傷害メカニズムが知られている．腫瘍抗原には，タンパク質や糖

鎖をエピトープとするもの，キラーT細胞に認識されるペプチド性のものなどがあり，腫瘍細胞によって特徴的な抗原が見出されている．タンパク質性の腫瘍抗原は樹状細胞などの抗原提示細胞に取り込まれると，抗原プロセシングによって，MHCクラスⅡ分子やMHCクラスⅠ分子とともに腫瘍抗原ペプチドとして，それぞれヘルパーT細胞やキラーT細胞に提示され，活性化されたT細胞によって腫瘍細胞は傷害を受ける．腫瘍抗原に特異的な抗体は，そのFc部位に対して結合するFcγ受容体によって認識され，NK細胞やFcγ受容体を有する傷害性細胞によって抗体が結合した腫瘍細胞は排除される．

解答と解説 1 × 腫瘍抗原には，胎児期に発現が認められるCEAやαフェトプロテインなどがある．
2 × 糖脂質など糖鎖をエピトープとする腫瘍抗原も存在する．
3 × 腫瘍関連抗原ペプチド鎖はMHCクラスⅠ分子とともにキラーT細胞に提示される．
4 ○ 腫瘍細胞に結合した抗体は，NK細胞のような細胞傷害性細胞のFc受容体に作用して，パーフォリンやグランザイムの放出を促進させることで腫瘍細胞の傷害に働く．
5 × 悪性腫瘍に用いる抗体医薬品は，遺伝子組換え技術によって得られたモノクローナル抗体である．

正解 4

◆確認問題◆

次の文の正誤を判別し，○×で答えよ．
1 悪性黒色腫の腫瘍抗原は，キラーT細胞によって認識される．
2 樹状細胞は，腫瘍抗原を細胞内に取り込み，キラーT細胞やヘルパーT細胞に腫瘍抗原断片を提示することができる．
3 悪性腫瘍細胞は，TGFβなどのサイトカインを産生し，T細胞の細胞傷害作用を活性化する．
4 腫瘍抗原は，腫瘍細胞表面から遊離して，抗体の作用から逃れることがある．

□□□ 5 抗体が結合した腫瘍細胞は抗体依存性細胞傷害作用（ADCC）によって傷害される．

□□□ 6 発癌性ウイルスを抑制するワクチンは，特定の悪性腫瘍の発症を予防する効果がある．

正解と解説

1 ○ メラノーマの腫瘍抗原としてチロシナーゼやMAGEなどのペプチド性抗原が知られており，キラーT細胞によって認識される．
2 ○ 樹状細胞は，細胞外異物を取り込み抗原プロセシングを行うが，MHCクラスⅡ分子だけでなく，MHCクラスⅠ分子への抗原ペプチド輸送が可能であり，ヘルパーT細胞やキラーT細胞に抗原提示できる（クロスプレゼンテーション）．
3 × TGFβはT細胞の作用を抑制する働きがある．
4 ○ 腫瘍抗原は，細胞表面から遊離したり，細胞内に入り込んだりして，抗体の作用を受けにくくすることがある．
5 ○ 腫瘍マーカーに対する抗体は，細胞に結合してNK細胞などのFcγ受容体に作用することで，細胞傷害作用を引き起こす．
6 ○ パピローマウイルスやB型肝炎ウイルスのワクチンは，ウイルス特異的なキラーT細胞を誘導し，子宮頸癌や肝癌の発症を予防する効果がある．

SBO 34

到達目標 △代表的な免疫賦活療法について概説できる．

問題 34.1 非特異的な免疫賦活活性を有する抗悪性腫瘍薬はどれか．
 1 テセロイキン
 2 トシリズマブ
 3 インフリキシマブ
 4 リツキシマブ
 5 ミコフェノール酸モフェチル

重要事項　現在行われている免疫賦活療法のほとんどは，抗原特異性を限定せず患者の免疫反応を働かせることで抗腫瘍免疫活性を誘導する非特異的免疫賦活療法である．微生物菌体から得られる成分や遺伝子組換えなどで得られたサイトカイン類を用いる．単独では効果が低いため，化学療法剤などの他の抗悪性腫瘍薬と併用される．悪性腫瘍細胞表面の抗原分子を標的とした抗体医薬品は，腫瘍免疫反応に欠けている特異抗体を補う目的で使用され，特異的受動的免疫療法剤に分類される．

表 34.1 腫瘍の免疫療法

	能動的	受動的
非特異的	微生物成分 　BCG，結核菌熱水抽出物，OK432 　レンチナン，ソニフィラン， 　ウベニメクス	免疫細胞移入 　NK 細胞，LAK 細胞，T リンパ球 サイトカイン類 　インターフェロン 　インターロイキン-2
特異的	腫瘍抗原タンパク質	抗腫瘍抗原モノクローナル抗体 キラー T 細胞移入
混合型		LAK 細胞と抗腫瘍抗原モノクローナル抗体

解答と解説

1　○　テセロイキン（インターロイキン-2）は，獲得免疫にかかわる T 細胞の増殖や腫瘍抗原非特異的な NK 細胞の細胞傷害活性を促進する働きがあり，患者の免疫機能を促進させることで悪性腫瘍細胞を排除する治療薬である．

2　×　トシリズマブは，インターロイキン-6（IL-6）受容体に対するモノクローナル抗体で，炎症反応を抑制する作用がある．

3　×　インフリキシマブは TNF-α 受容体に対するモノクローナル抗体で，トシリズマブと同様に炎症反応を抑制する作用がある．

4　×　リツキシマブは CD20 に対するモノクローナル抗体で，CD20 を発現したリンパ腫細胞に作用し，NK 細胞などの ADCC を引き起こす抗原特異的受動的免疫療法剤である．

5　×　ミコフェノール酸モフェチルは，リンパ球などの核酸合成

を阻害する免疫抑制剤であり，免疫賦活作用はない．

正解 1

◆確認問題◆

次の文の正誤を判別し，○×で答えよ．
□□□ 1 乾燥 BCG は腫瘍細胞の抗原性にかかわらず，マクロファージを活性化して腫瘍細胞を傷害する．
□□□ 2 免疫賦活剤は，他の抗悪性腫瘍剤と併用される．
□□□ 3 インターフェロン製剤には，NK 細胞やマクロファージを活性化して腫瘍細胞を傷害する間接的な抗腫瘍作用がある．
□□□ 4 免疫賦活剤は，副作用がなく，多剤投与が可能である．
□□□ 5 ウベニメクスは高分子性の経口投与可能な免疫賦活療法剤であり，非リンパ性白血病の治療に用いられる．

正解と解説
1 ○ 乾燥 BCG は弱毒化結核菌製剤であり，マクロファージを活性化して非特異的に腫瘍細胞（主に表在性膀胱癌）を傷害する目的で使用される．
2 ○ 免疫賦活剤の多くは，単独では高い治療効果が得られず，他の抗悪性腫瘍剤や放射線療法と併せて用いられる．
3 ○ インターフェロン製剤は α, β にかかわらず，白血球の細胞傷害活性を増強する作用が知られている．
4 × 免疫賦活剤の重篤な副作用として間質性肺炎，アナフィラキシー様ショックなどが，軽度な副作用としては発熱，悪寒，投与部位の疼痛などがある．
5 × 免疫賦活療法薬のほとんどが高分子物質で非経口的に投与するのに対し，ウベニメクスは低分子量（分子量 約 308）で経口投与可能な免疫賦活能をもつ白血病治療薬である．

SBO 35

到達目標 予防接種の原理とワクチンについて説明できる．

【予防接種の目的と原理】

> **問題 35.1** 予防接種に関する記述のうち，正しいものはどれか．
> 1 予防接種による感染防御は免疫の一次応答によるものである．
> 2 ワクチンの起源は，パスツールによる狂犬病の予防接種である．
> 3 ワクチンはすべて受動免疫製剤として分類される．
> 4 予防接種を病原体の感染後に行っても有効な場合がある．
> 5 毒素に対する予防接種の抗原には毒素部分が必須である．

重要事項 予防接種の原理：想定される病原体に対して，あらかじめ，病原体の弱毒生菌，不活化菌体，菌体成分，毒素，特異抗原など（ワクチ

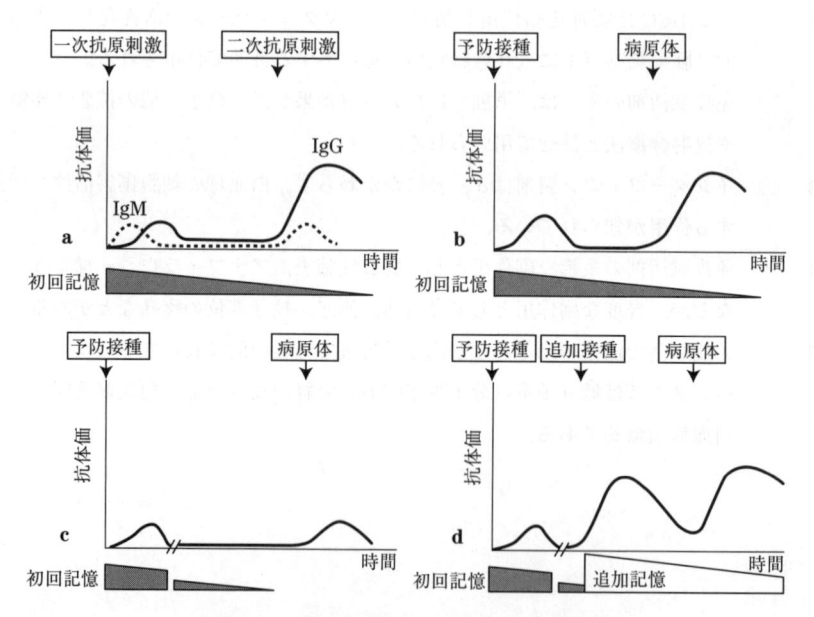

図 35.1 免疫の一次，二次応答と予防接種
図 b ～ d は IgM を省略している．

ン）をヒトに投与することによって，もとの病原体に感染した場合と同じ獲得免疫を付与し，感染症を予防すること．病原体には細菌ばかりではなくウイルスも含まれる．

予防接種の原理は，免疫の記憶を利用している．同じ抗原が再度体内に侵入した場合は，一度目（一次応答）よりも迅速に，より強力な二次応答が誘導される（a）．一次応答では主として IgM が産生されるが，二次応答では IgG が大量に産生されるために感染防御により効果的である．予防接種による一次応答の記憶が成立している時期では，二次応答により感染防御しやすい（b）が，長期間を経過して免疫記憶が失われた後は感染が成立しやすい（c）．しかし，追加免疫を行うことで常に免疫記憶を維持し，長期間にわたって感染防御効果を持続させることが可能である（d）．

表 35.1　予防接種関連年表

1798 年	ジェンナー（英）による牛痘を用いた種痘法の発見
1879 年	パスツール（仏）による家禽コレラワクチンの開発
1881 年	パスツールによる炭疽ワクチンの開発
1885 年	パスツールによる狂犬病ワクチンの開発
1890 年	ベーリング（独）北里柴三郎（日）による抗毒素の発見，破傷風とジフテリアの血清療法の開発
1923～1927 年	ジフテリア，百日咳，結核，破傷風のワクチンが次々と開発される
1935 年	タイラー（南ア）による黄熱病ワクチンの開発
1952 年	ソーク（米）によるポリオワクチンの開発
1954～1974 年	20 年の間に日本脳炎，麻疹，ムンプス，風疹，水痘などウイルス感染症ワクチンが次々と開発される
1980 年	WHO による天然痘の撲滅宣言

解答と解説　1　×　あらかじめ病原体あるいはその成分に対する成分を接種することで人工的に一次免疫応答を誘導し，その病原体に対する免疫を記憶させるのが予防接種の基本原理であり，病原体が実際に感染した場合は，感染直後に強力な二次免疫応答が誘導されることで発症前に病原体が排除される．

　　　　　　　2　×　予防接種の基礎は，ジェンナーによる天然痘の予防を目的とした牛痘の接種である．パスツールはワクチンの命名者

であり，狂犬病の不活化ワクチンやコレラの弱毒生ワクチンを開発した．

3 × ワクチンは能動免疫製剤であり，抗毒素血清などを受動免疫製剤という．

4 ○ 狂犬病など，感染から発症までの期間が長い場合がある感染症では，感染後のワクチン接種が発症防御に有効なことがある（暴露後接種）．

5 × タンパク質毒素を中和するトキソイドには必ずしも毒性部分は必要ではない．一般的に，病原性物質や病原微生物に対する免疫応答に病原性部分は必要ではなく，免疫原性の高い部分を抗原に用いることが重要である．

正解 4

◆確認問題◆

次の文の正誤を判別し，○×で答えよ．

□□□ 1 免疫の二次応答では，主として IgM が大量に産生される．
□□□ 2 予防接種の効果を持続させるためには，適当な時期での追加接種が有効である．
□□□ 3 これまでにワクチンにより撲滅された感染症はポリオのみである．
□□□ 4 エイズウイルスは表面抗原の変異が激しいので，ワクチンの開発は困難である．

正解と解説

1 × 免疫の二次応答で大量に産生されるのは IgG である．

2 ○ 特に生ワクチンに比べて免疫原性が弱く抗原が持続しない不活化ワクチンでは，追加接種が重要である．

3 × ワクチンにより撲滅された感染症は天然痘である．ポリオは WHO の根絶計画では次のターゲットとなっている．これらはヒト以外には感染しない病原体であることが，ワクチンによる撲滅が現実的な理由の1つである．

4 ○ エイズウイルスワクチンが困難な理由はさまざまであるが，抗原変異の多様性もその大きな理由である．免疫の二次応答は，抗原が一次応答と同じもの

でなければならない．したがって，予防接種が有効な感染症は抗原の多様性がないものが多い．インフルエンザウイルスも抗原の変異が大きいが，流行予測を行ってワクチンを製造している．

SBO 36
到達目標 主なワクチン（生ワクチン，不活化ワクチン，トキソイド，混合ワクチン）について基本的特徴を説明できる．

【生ワクチンの特徴】

> **問題 36.1** 生ワクチンに関する記述のうち，正しいものはどれか．
> 1 免疫効果を高めるためにアジュバントが添加されている．
> 2 体液性免疫に加えて細胞性免疫も誘導される．
> 3 弱毒化された病原体を用いるため，副作用の危険性がない．
> 4 IgG の産生は誘導できるが，分泌型 IgA の産生は誘導できない．
> 5 生きた微生物を用いているので，混合ワクチンには用いられない．

重要事項

表 36.1 ワクチンの種類と特徴

種 類	特 徴
生ワクチン	弱毒株を接種するため，生体内で発症しない程度に病原体の増殖が起こる． 比較的長期間にわたり免疫効果が得られる． 体液性免疫に加えて細胞性免疫も誘導される． 副作用として，まれにワクチン株で発症し，重篤な後遺障害が残る場合がある． （例）痘そう，麻疹，風疹，ムンプス，ポリオ，BCG
不活化ワクチン	病原微生物を化学的（ホルマリンなど），物理的（紫外線など）に処理して感染・増殖能力を失わせたものを抗原に用いる． 安全性が高いが，免疫原性は生ワクチンよりも弱く，感染防御効果は長くは持続しない．

表 36.1　つづき

種　類	特　徴
	追加免疫により免疫効果を持続させることができる． 免疫原性を高めるためにアジュバントを使用する． 体液性免疫は誘導されるが，細胞性免疫は誘導されない． 副作用として，接種局所での発赤，腫脹や発熱などが認められることがある． 病原体成分を分離精製したものは不純物を含まず，安全性が増す．このようなワクチンを成分ワクチンと呼ぶ． （例）インフルエンザ，狂犬病，日本脳炎，B型肝炎，百日咳
トキソイド	毒性を失っているが，免疫原性は保持しているようなタンパク質毒素であり，不活化ワクチンに分類される． アジュバントが必要である． 追加免疫が必要である． 体液性免疫を誘導する． 多くの場合，毒素が標的細胞に結合するのを防ぐ中和抗体が産生された場合に効果を発揮する． （例）破傷風，ジフテリア
混合ワクチン	複数の病原体に対するワクチンを混合したもの （例）百日咳ジフテリア破傷風三種混合（DPT），麻疹風疹二種混合（MR）

解答と解説

1　×　不活化ワクチンは免疫原性を高めるためにアルミニウム塩などをアジュバントとして添加するが，生ワクチンにはアジュバントは必要ない．

2　○　細胞性免疫も誘導して，抗体の届かない細胞内に入り込むウイルスや結核菌に対しても効果を得られるのが生ワクチンの大きな特徴である．

3　×　弱毒化された病原体であっても，体内で強毒株に復帰する可能性は皆無ではない．また，免疫不全状態の患者などに生ワクチンを接種するのは危険である．

4　×　ポリオの経口生ワクチンは分泌型 IgA の産生を誘導して，消化管粘膜に感染防御免疫を成立させることができる．

5　×　麻疹・風疹二種混合ワクチンは，どちらも生ワクチンである．また，ポリオワクチンは混合ワクチンとは呼ばないが，

3種の血清型を混合している.

正解 2

◆確認問題◆

次の文の正誤を判別し,○×で答えよ.

□□□ 1 ポリオワクチンは,腸管免疫を成立させるために生ワクチンを経口で投与する.
□□□ 2 DPT三種混合ワクチンに含まれるのはジフテリア,百日咳,コレラである.
□□□ 3 麻疹は終生免疫が期待できるので,ワクチンの接種は1回で十分である.
□□□ 4 不活化ワクチンの保存は−20℃以下で冷凍しなくてはならない.
□□□ 5 ワクチンを製造するためには,必ず目的とする病原体を増殖させなくてはならない.
□□□ 6 タンパク質以外の物質を接種しても,ワクチンとしての効果はない.

正解と解説

1 ○ ポリオのワクチン株は,生きたまま腸管へ届き感染することで,腸管免疫を成立させる.ただし,日本でも生ワクチンの副作用の可能性とポリオの野生株感染例が長期間出ていないことから,不活化ワクチンへの切り替えも検討されている.

2 × DPTはジフテリア,百日咳,破傷風の三種混合である.

3 × 麻疹の生ワクチンも,感染持続時間と記憶細胞の寿命から考えて終生免疫は誘導できない.かつて麻疹が終生免疫を成立させるといわれたのは,初回免疫成立後の感染が不顕性感染となって追加免疫の効果を与えたためと考えられる.

4 × ほとんどの不活化ワクチンは,遮光し凍結を避けて10℃以下で保存する. −20℃以下で凍結保存するのはポリオ生ワクチンで,その他の生ワクチンは冷蔵保存だが凍結保存も可能である(多価ワクチン).

5 × B型肝炎ウイルスワクチンは遺伝子組換えワクチンが実用化されており,B型肝炎ウイルスそのものを増殖させる必要はない.

6 × 抗原タンパク質を発現できるDNAを接種するDNAワクチンが開発されている.

3. 免疫系の破綻・免疫系の応用

SBO 37

到達目標 予防接種について，その種類と実施状況を説明できる．

【予防接種】

> **問題 37.1** 予防接種に関する記述について，正しいものはどれか．
> 1 定期接種の対象となるすべての疾病に対して，接種の努力義務が課せられている．
> 2 水痘は，予防接種法で定められている定期一類疾病の1つである．
> 3 DPT三種混合ワクチンは，麻疹，水痘，風疹の予防のために接種される．
> 4 風疹ワクチンは，妊娠していることが明らかな者に対して接種してはならない．
> 5 B型肝炎の母子感染防止対策として，妊娠中の検査でHBs抗原陽性の妊婦に対してB型肝炎ワクチンを接種する．

重要事項 予防接種は感染予防や発症防止などを目的に行われ，その実施は予防接種法で規定されている．予防接種には，大きく分けて定期予防接種と任意の予防接種がある．

定期接種は市町村長に実施義務があり，また，費用の公的補助と予防接種健康被害救済制度の対象になっている．定期接種の対象疾病には2種類ある．

1) **一類疾病**：接種努力義務がある8疾患

ジフテリア，百日咳，破傷風，麻疹，風疹，ポリオ，日本脳炎，結核

2) **二類疾病**：接種努力義務がない1疾患

インフルエンザ（65歳以上の高齢者などが対象）

なお，都道府県知事は，厚生労働大臣が定める疾病の蔓延の予防上，緊急の必要があると認められる場合，その対象者と期日（期間）を指

定して，臨時に予防接種を行うか，市町村に行うよう指示することができる．対象者には接種努力義務があり，費用の公的補助と予防接種健康被害救済制度の対象になっている．

任意の予防接種は医療機関が任意に実施し，費用は全額個人負担，また健康被害救済制度の対象外である．おたふくかぜ，水痘，B型肝炎，肺炎球菌，その他定期接種で対象年齢の枠外に行うものが相当する．

これ以外に，黄熱やコレラ，狂犬病，A型肝炎など，海外へ行く際に滞在地によっては必要になる予防接種がある．

予防接種時には，接種対象者が接種不適当者または接種要注意者に該当しないかなどを，予診によって把握する．

1) 接種不適当者：予防接種を行ってはならない者
　明らかな発熱を呈している者
　重篤な急性疾患に罹っていることが明らかな者
　接種液の成分によってアナフィラキシーを呈したことが明らかな者
　ポリオ，麻疹，風疹の対象者については，妊娠していることが明らかな者

2) 接種要注意者：接種の可否の判断を行うに際し，注意を要する者
　心臓血管系疾患など，基礎疾患をもつことが明らかな者
　前回の接種で発熱やアレルギーを疑う症状のみられた者
　過去に痙攣の既往や免疫不全の診断がなされている者
　接種液の成分に対してアレルギーを呈するおそれのある者

解答と解説

1　×　定期接種の対象となっている疾患のうち，一類に分類される8疾患には接種努力義務があるが，二類のインフルエンザ（65歳以上の高齢者などに限定）には接種努力義務はない．

2　×　水痘ワクチンは定期接種の対象外で，任意の接種となる．

3　×　DPTワクチンは，ジフテリア（diphtheria），百日咳（pertussis），破傷風（tetanus）の3つの病原菌に対するワクチンであり，定期接種に用いられる．麻疹（measles）と風疹（rubella）の定

期予防接種には，各々のワクチンの単独接種あるいは2種を混合したMRワクチンが用いられる．

4 ○ 風疹は，妊娠初期に感染した場合に胎児に障害を及ぼすおそれがある．したがって，妊娠中の感染を防ぐために，妊娠可能な年齢の女性への予防接種は妊娠前に実施し，その後最低2か月間は避妊する．ポリオと麻疹も，妊婦には禁忌である．

5 × HBs抗原陽性の母親から生まれた児に対して，生後できるだけ早期に抗HBsヒト免疫グロブリン（HBIG）を投与し，さらにB型肝炎HBワクチンを接種する．

正解 4

◆確認問題◆

次の文の正誤を判別し，○×で答えよ．

□□□ 1 インフルエンザワクチンは，65歳以上の高齢者では任意接種となる．
□□□ 2 おたふくかぜワクチンは，任意の予防接種の対象になっている．
□□□ 3 天然痘は，定期予防接種の対象疾病である．
□□□ 4 BCGワクチンの対象者は，ツベルクリン反応検査で陰性を示した乳幼児と小・中学生である．
□□□ 5 明らかな発熱を呈している者に対しては，予防接種の可否の判断に十分注意して接種しなければならない．
□□□ 6 卵アレルギーを呈したことが明らかな者は，インフルエンザワクチンの接種は避ける．

正解と解説

1 × インフルエンザワクチンは，65歳以上の高齢者では定期接種の対象となる．しかし，接種努力義務は課されていない．
2 ○ おたふくかぜ（流行性耳下腺炎）ワクチンは，定期接種の対象外である．
3 × WHOによる天然痘根絶宣言を受けて，天然痘に対する予防接種（種痘）は1976年に廃止され，現在は行われていない．
4 × 従来，BCG接種は，ツベルクリン反応検査で陰性を示した乳幼児と小・中

学生を対象としていたが，平成17年に法律が改正され，ツベルクリン反応検査を廃止し，生後6か月まで（あるいは1歳に達するまで）の乳児のみに接種することになった．

5　×　明らかな発熱を呈している者は，「接種要注意者」ではなく，接種を行ってはならない「接種不適当者」である．

6　○　ワクチンの製造に用いるインフルエンザウイルスは，孵化鶏卵を用いて増殖させるため，わずかながら卵由来の成分が接種液に残存する可能性がある．卵アレルギーがある場合は，接種を避けるか，注意して接種する必要がある．

SBO 38
到達目標　△モノクローナル抗体とポリクローナル抗体の作製方法を説明できる．

【モノクローナル抗体とポリクローナル抗体】

> **問題38.1**　抗体に関する記述について，正しいものはどれか．
> 1　ポリクローナル抗体は，多くの異なるB細胞クローンから産生される抗体の混合物である．
> 2　ある1つの抗原決定基（エピトープ）を認識する抗体は，どの抗体も同一の可変部をもつ．
> 3　モノクローナル抗体は，単一のB細胞クローンから産生される異なる種類の抗体からなる．
> 4　モノクローナル抗体は，単一の抗原特異性を示すので，交差反応は起こらない．
> 5　モノクローナル抗体は，抗原を動物に免疫して得られる抗血清から調製される．

重要事項　抗体は抗原特異性が高いので，微量生体成分の検出・定量など，研究や診断目的に多用される．通常，抗体を得るには抗原（免疫原）を動物に静脈注射，筋肉注射，皮下注射など非経口的に投与して免疫する．同じ抗原による免疫を繰り返した後に採血し，血清から抗体を精

製する．このようにして得られる抗体は，同じ抗原特異性をもつものの，可変部の構造やクラス・サブクラスの異なる多種多様な抗体分子の集合である．これはポリクローナル抗体 polyclonal antibody と呼ばれ，同じ抗原特異性をもつ多種類の B 細胞クローン由来の抗体の混合物である．

一方，モノクローナル抗体 monoclonal antibody とは，1つの抗体産生細胞が悪性腫瘍化し，その異常増殖に伴って多量につくられる均一な抗体である．骨髄腫患者の血液中に現れる M 成分（M タンパク）がその一例であり，また，骨髄腫患者の尿中に現れるベンスジョーンズ Bence Jones タンパク質は，抗体の L 鎖が過剰に産生されたものである．

これらの骨髄腫タンパク質は抗原特異性が不明なものが多いが，現在では，抗原特異性の明らかなモノクローナル抗体を人工的に調製する技術が確立されている．抗原で免疫されたマウスから抗体産生細胞が含まれる脾臓細胞を取り出し，培養骨髄腫細胞と細胞融合させる．この培養骨髄腫細胞は核酸代謝系に異常があり，HAT 培地と呼ばれる選択培地中では生存できず，正常な細胞と融合した骨髄腫細胞のみが増殖し続ける．ELISA 法などを用いて，目的とする抗体を産生する融合細胞（ハイブリドーマ）を選別し，限界希釈法によって単一クローン化する．このようにして樹立された抗体産生ハイブリドーマの培養上清からモノクローナル抗体を精製する．あるいは，ハイブリドーマを同系マウスの腹腔に投与して腹水型として，抗体を多量に含む腹水を採取して精製することもできる．

モノクローナル抗体は抗原特異性が明確であり，大量に均一な抗体を得ることができる．また，モノクローナル抗体の作製の過程で目的とする抗原特異性をもつハイブリドーマを選別・単一クローン化するので，ポリクローナル抗体とは異なり，高度に精製した抗原で動物を免疫する必要はない．さらに，ハイブリドーマを長期間にわたって凍結保存できるので，同一の抗体を半永久的に得ることができる．このような特長をもつモノクローナル抗体は研究や診断に広く用いられ，最近では，抗体医薬としての臨床応用も始まっている．

解答と解説

1 ○ ポリクローナル抗体は，同一の抗原に対して反応できる多種多様な抗体の混合物である．

2 × 同じ抗原決定基に対しても，1種類の抗体だけではなく，親和性が異なる多くの種類の抗体が産生され得る．

3 × 1つのB細胞クローンは1種類の抗体しかつくらない．モノクローナル抗体は，単一のB細胞クローン由来の均一な抗体である．

4 × モノクローナル抗体は単一の抗原特異性を示すが，ポリクローナル抗体と同様に，類似した構造をもつ抗原に結合して交差反応を起こすこともある．

5 × ポリクローナル抗体は抗原で免疫した動物の血清から精製するが，モノクローナル抗体は抗体産生ハイブリドーマの培養上清や，ハイブリドーマをマウス腹腔内に注射して得られる腹水から精製する．

正解 1

◆確認問題◆

次の文の正誤を判別し，○×で答えよ．

☐☐☐ **1** 通常，タンパク質抗原の抗原決定基（エピトープ）は，8個前後のアミノ酸残基からなる．

☐☐☐ **2** 低分子の抗原に対する抗体は産生されにくいので，ステロイドホルモンなどの低分子化合物の定量に抗体は利用できない．

☐☐☐ **3** 一般に，ポリクローナル抗体を調製するのに，抗原を高度に精製する必要はない．

☐☐☐ **4** モノクローナル抗体は，ポリクローナル抗体と比べて抗原特異性が高い．

☐☐☐ **5** 一般にモノクローナル抗体は，ポリクローナル抗体よりも凝集反応や沈降反応を起こしにくい．

☐☐☐ **6** 抗体産生を容易にするために抗原と混合して用いる物質を，アジュバントという．

正解と解説

1 ○ 抗体は抗原分子をまるごと認識するのではなく，いくつかの小さな部分構造を認識する．この抗原としての最小単位を，抗原決定基あるいはエピトープという．抗体の可変部が認識するタンパク質上の抗原決定基は，通常8個前後のアミノ酸残基からなるペプチド構造である．

2 × 免疫原性をもつには，ある程度の分子量（5,000〜10,000程度）が必要だが，低分子の化合物でも高分子タンパク質などの担体（キャリアー）に結合させれば抗原性を示すようになる．実際，ステロイドホルモンやエイコサノイドなどに対する抗体がつくられ，診断や研究に応用されている．

3 × モノクローナル抗体とは異なり，ポリクローナル抗体の調製には，高度に精製された抗原が必要である．

4 × 単にモノクローナル抗体だからといって，抗原特異性が高いとはいえない．

5 ○ モノクローナル抗体は1つの抗原中にある単一の抗原決定基のみと反応するので，多くの抗原決定基と反応できるポリクローナル抗体と比べて凝集反応や沈降反応の効率は悪い．

6 ○ 抗体の産生を容易にするために，アジュバントを用いることが多い．鉱物油に界面活性剤を加えたフロイントのアジュバントや，水酸化アルミニウムゲルがよく使われる．フロイントのアジュバントのうち，免疫応答をさらに高めるために結核菌の死菌を加えたものを，フロイントの完全アジュバントという．抗原とアジュバントを混合して乳化したものを動物に免疫する．

SBO 39
到達目標　抗原抗体反応を利用した代表的な検査方法の原理を説明できる．

【ELISAの原理と応用】

問題39.1　酵素免疫測定法（ELISA）に関する記述として正しいものはどれか．
1　多数の検体の処理には適していない．
2　抗原の異なる部位を認識する2種類の抗体が必要である．
3　抗原の分子量を決定できる．

4 細胞の表面抗原を検出する主要な方法である．
5 検量線を利用して抗原量を定量することができる．

重要事項 原理が問われることが多いので，まず抗原抗体反応を用いた検出法の特徴について整理する．

1) **特異性（選択性）が高い**：抗原のアミノ酸残基1つの変異を見分ける抗体や，リン酸化の有無を見分ける抗体など，抗原に対する識別能力が非常に高い．このため，標的となる抗原がごくわずかしか含まれない試料を用いても，目的の抗原を検出することができる．

2) **二次抗体の利用による高い汎用性**：検査に用いられる抗体は，ウサギやマウス等を免疫することにより得られる．このため，抗ウサギ IgG 抗体，あるいは抗マウス IgG 抗体といった抗体（イムノグロブリン分子）を抗原とする抗体（二次抗体）は，さまざまな一次抗体に対して利用可能となる．蛍光物質や酵素で標識されたさまざまな二次抗体が市販されている．

ELISA は臨床における診断や研究のみならず，食品衛生など，さまざまな分野で応用されているため，問題として取り上げられる可能性が高い．ELISA におけるさまざまな抗原の検出方式について図 39.1 にまとめた．

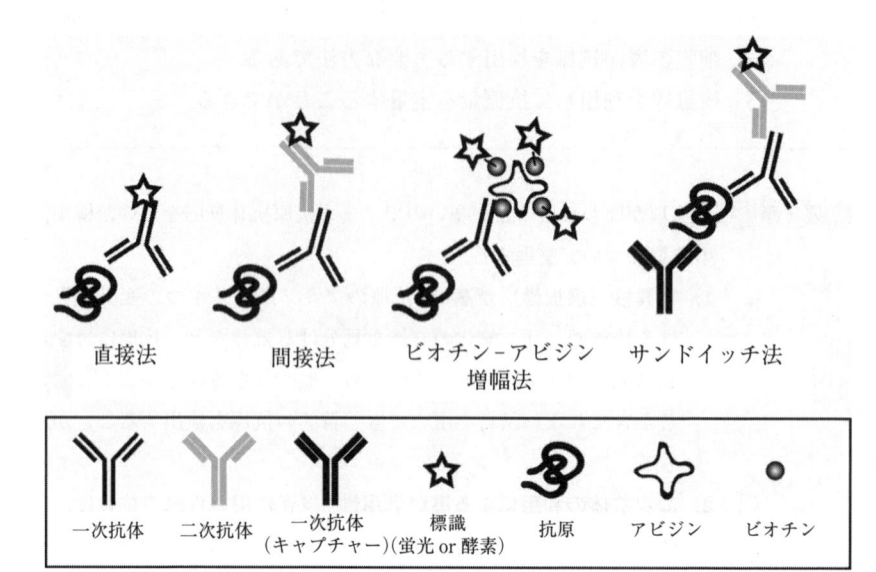

158　3. 免疫系の破綻・免疫系の応用

| 直接法 | 間接法 | ビオチン-アビジン増幅法 | サンドイッチ法 |

| 一次抗体 | 二次抗体 | 一次抗体（キャプチャー） | 標識（蛍光 or 酵素） | 抗原 | アビジン | ビオチン |

図 39.1

解答と解説

1　×　プラスチックプレートを用いて，同時に多数の検体を処理できることが利点であり，スクリーニング段階に用いられることも多い．

2　×　ELISA のうち，サンドイッチ法に限定された説明であり，同一抗原に対していつも2種類の抗体が必要ということはない．サンドイッチ法は，一般に高感度で検出できることが特徴であるが，低分子の抗原の場合は2種類の異なる抗体を準備することが難しいことも多い．

3　×　ELISA では，抗原の分子量まではわからない．抗原がタンパク質の場合は，ウェスタンブロット（イムノブロット）を行うことにより，分子量を同定することができる．

4　×　ELISA で細胞の表面抗原を検出することはまれである．これはフローサイトメトリーの説明である．

5　○　ELISA による抗原の定量的な測定は，さまざまな分野で利用されている．

正解　5

3.2 免疫応答のコントロール

【抗原抗体反応を利用した検査法】

> **問題39.2** 抗原抗体反応を利用した検査法の説明について<u>誤っている</u>ものを選べ．
> 1. 梅毒の検査で用いられるワッセルマン反応では，抗体による補体の活性化反応が利用されている．
> 2. 二重免疫拡散法では，抗原抗体反応により生じる巨大な免疫複合体が沈降線として検出される．
> 3. フローサイトメトリーでは，表面抗原の発現を検出し，それに基づき細胞を分画することができる．
> 4. ウェスタンブロットでは，免疫複合体をSDS-PAGEにより分離し，イムノグロブリン分子を検出する．
> 5. 抗原抗体反応を利用した検査法では，抗体が標的物質と異なる物質に結合する非特異的な反応に留意する必要がある．

重要事項 抗原抗体反応を利用した検査法には，さまざまなものがある．本問のように，それぞれの特徴や用途を問う出題があるかもしれない．

解答と解説
1. ○ ワッセルマン反応では，古典経路により補体が活性化し溶血反応が起こること利用して，血清中にカルジオリピンに対する抗体が存在するかどうかを確認する．
2. ○ 抗原抗体反応が起こり巨大な免疫複合体が形成され，これが沈殿することにより，二重免疫拡散法における沈降線が生じる．
3. ○ 表面抗原の発現量に基づき細胞を分画する機器のことを，セルソーターといい，通常はフローサイトメーターに併設されている．
4. × ウェスタンブロットでは，試料中のタンパク質をSDS-PAGEにより分画し，これをニトロセルロース膜，あるいはPVDF膜に転写し，この膜と抗体を反応させる．抗原抗体反応は膜上で起こる．問題文では，先に抗原抗体反応を

起こしてから，SDS-PAGE で分離しているが，この方法では抗原を検出することはできない．

5 ○ 非特異的反応は，標的物質との反応（特異的反応）と比較すると親和性が低い．しかしながら，非特異的反応を起こす物質が大量にある場合は，S/N 比（シグナル/ノイズ比）を下げる要因となってしまうため，注意する必要がある．

正解 4

◆確認問題◆

次の文の正誤を判別し，○×で答えよ．

- □□□ **1** 抗体は標的抗原以外の物質に結合することはない．
- □□□ **2** ELISA では，抗原を抽出，単離せずに定量することができる．
- □□□ **3** フローサイトメトリーに用いられる標識はペルオキシダーゼが主である．
- □□□ **4** RIA では放射性同位元素を用いるので，抗体は不要である．
- □□□ **5** ELISA の競合法では，標識した既知量の抗原を用いる．
- □□□ **6** 免疫沈降法を用いると，抗原タンパク質に結合するタンパク質を効率的に濃縮することができる．

正解と解説

1 × 抗原以外の物質に結合することを非特異的結合という．また，抗原と類似した立体構造のものに結合することを交差反応という．

2 ○ このため，簡便なスクリーニングの系として用いられる．

3 × フローサイトメーターの機器は蛍光を検出するため，フローサイトメトリーでは一般に蛍光標識した抗体が用いられる．

4 × RIA はラジオイムノアッセイの略であり，標識に放射性同位元素を用いる点が特徴であるが，抗原を検出するためには，特異的な抗体が必要である．

5 ○ 標識した抗原と，試料中の抗原の抗体に対する競合関係を利用して測定を行う．

6 ○ 免疫沈降法は，タンパク質同士の相互作用を検証する優れた方法である．

4 感染症にかかる

4.1 ◆ 代表的な感染症

SBO 40
到達目標 主なDNAウイルス（ヒトヘルペスウイルス，B型肝炎ウイルス）が引き起こす代表的な疾患について概説できる．

【DNAウイルス感染による疾患】

> **問題 40.1** DNAウイルス感染症に関する次の記述のうち，正しいのはどれか．
> 1　B型肝炎ウイルスの感染により，慢性肝炎が起こることはない．
> 2　B型肝炎ウイルスは，主に経口感染して肝癌を引き起こす．
> 3　ヒトヘルペスウイルス-5（HHV-5）および8型（HHV-8）は，日和見感染症を起こす．
> 4　伝染性単核症を起こすヒトヘルペスウイルス-3型（HHV-3）に感染すると，癌化することもある．
> 5　ヒトヘルペスウイルス-4型（HHV-4）は，乳幼児期に好発する突発性発疹の原因である．

重要事項　表40.1にヘルペスウイルスとB型肝炎ウイルスが起こす代表的疾患を整理した．

表 40.1

ウイルス	代表的疾患
ヘルペスウイルス	
HHV-1（単純ヘルペスウイルス1型）	口唇ヘルペス
HHV-2（単純ヘルペスウイルス2型）	性器ヘルペス
HHV-3（水痘・帯状疱疹ウイルス）	水痘，帯状疱疹
HHV-4（EBウイルス）	伝染性単核症，バーキットリンパ腫
HHV-5（サイトメガロウイルス）	間質性肺炎，網膜炎
HHV-6	突発性発疹
HHV-7	熱性発疹性疾患
HHV-8	カポジ肉腫
B型肝炎ウイルス（HBV）	慢性肝炎，肝硬変，肝癌

HHV：ヒトヘルペスウイルスの略．

　ヘルペスウイルスは，初感染後潜伏あるいは持続感染するため，AISD 患者や臓器移植患者で免疫能が低下すると回帰発症し日和見感染症を起こす代表的なウイルスである．母子感染の頻度が高いB型肝炎ウイルスは，持続感染し，慢性肝炎や肝硬変を起こす．

解答と解説

1　×　B型肝炎ウイルスの感染により，慢性肝炎が起こる．
2　×　B型肝炎ウイルスは，主に血液や体液を介して感染する．
3　○　HHV-5（サイトメガロウイルス）やHHV-8（カポジ肉腫関連ヘルペスウイルス）は，日和見感染症を起こす代表的なウイルスである．
4　×　HHV-3は水痘・帯状疱疹を起こす．伝染性単核症を起こすのはHHV-4（EBウイルス）であり，癌化（バーキットリンパ腫）することもある．
5　×　突発性発疹を起こすのは，HHV-6である．

正解　3

◆確認問題◆

次の文の正誤を判別し，○×で答えよ．

□□□ 1　B型肝炎ウイルス（HBV）は，ヒトに持続感染しない．
□□□ 2　B型肝炎ウイルス（HBV）は，母子感染する頻度が高い．
□□□ 3　輸血によるB型肝炎ウイルス感染が，過去に大きな問題であった．
□□□ 4　成人B型肝炎ウイルス（HBV）感染では，多くの場合劇症肝炎が起こる．
□□□ 5　HBe抗原陽性の母親から生まれた新生児が，B型肝炎ウイルス（HBV）キャリアになることはない．
□□□ 6　HBs抗体陰性からHBs抗体陽性への移行により，肝炎が起こらなくなる．
□□□ 7　単純ヘルペスウイルスや水痘・帯状疱疹ウイルスは回帰発症する．
□□□ 8　サイトメガロウイルスは，免疫不全患者で間質性肺炎などの日和見感染を起こす．
□□□ 9　水痘・帯状疱疹ウイルスは，初感染で帯状疱疹を起こす．
□□□ 10　ヒトヘルペスウイルス-5型（HHV-5）は，バーキットリンパ腫を起こすことがある．
□□□ 11　ヒトヘルペスウイルス-6型（HHV-6）は，エイズ患者に見られるカポジ肉腫を起こすことがある．

正解と解説

1　×　B型肝炎ウイルス感染症は，ほとんどの場合治癒するが，一部は持続感染して慢性肝炎を起こす．
2　○　B型肝炎ウイルスは，母子感染する頻度が高いため，キャリアからの母子感染防止策が有効である．
3　○　現在は，血液検査法が進歩し，かつ，検査が厳密に行われるため，輸血によるB型肝炎ウイルス感染による肝炎は減少した．
4　×　劇症肝炎が起こる頻度は低い．
5　×　HBe抗原陽性の母親から生まれた新生児は，高頻度でHBVキャリアになる．
6　○　B型肝炎ワクチンの目的は，B型肝炎ウイルスに対する感染予防であり，す

なわち，このワクチン接種によりHBs抗体を陽性にするためである．

7　○　単純ヘルペスウイルスや水痘・帯状疱疹ウイルスは，潜伏感染から回帰発症する代表的ウイルスである．

8　○　サイトメガロウイルス（HHV-5）は，免疫不全患者で日和見感染を起こす．

9　×　水痘・帯状疱疹ウイルスは，初感染で水痘を起こし潜伏感染し，再活性化により帯状疱疹を起こす．

10　×　HHV-5ではなく，HHV-4（EBウイルス）が，バーキットリンパ腫を起こす．

11　×　HHV-6は幼児に突発性発疹を起こし，HHV-8はエイズ患者に日和見感染によるカポジ肉腫を起こす．

SBO 41
到達目標　主なRNAウイルス（A型肝炎ウイルス，C型肝炎ウイルス，インフルエンザウイルス）が引き起こす代表的な疾患について概説できる．

【A型肝炎ウイルス感染症】

問題41.1　A型肝炎ウイルスの感染症に関する次の記述のうち，正しいのはどれか．
1　A型肝炎ウイルスは，主に血液や体液を介して感染する．
2　A型肝炎ウイルスに感染すると，慢性肝炎になることが多い．
3　衛生環境の悪い開発途上国では，先進国の一般成人がA型肝炎ウイルスに感染して発病することは少ない．
4　わが国では，A型肝炎ウイルスに対する抗体保有率が増加している．
5　水道水の塩素消毒の普及により，わが国でのA型肝炎ウイルス感染症は減少している．

重要事項　表41.1に肝炎ウイルスの種類とその感染や病態の特徴を整理した．

表 41.1

型	ゲノム	感染経路	肝炎	肝臓の癌化	ワクチン
A	RNA	経口	急性		あり
B	DNA	血液, 体液	慢性	あり	あり
C	RNA	血液, 体液	慢性	あり	なし
D	RNA	血液, 体液	慢性（HBV共存）	あり	あり（HBワクチン）
E	RNA	経口	急性		なし

B型肝炎ウイルスだけがDNAウイルスである．経口感染するのは，A型とE型であり，環境衛生条件の悪いところで感染頻度が高いが，慢性肝炎や癌を起こさない．A型肝炎ウイルスの感染予防には，ワクチンが有効である．

解答と解説
1 × A型肝炎ウイルスは，主に経口感染する．
2 × A型肝炎ウイルスに感染により，急性肝炎になることが多いが慢性肝炎へ移行することはない．
3 × 衛生環境の良い先進諸国では，A型肝炎ウイルスに感染する機会が少ないため，A型肝炎ウイルスに対する抗体保有成人が比較的少ない．
4 × 衛生環境の良いわが国では，A型肝炎ウイルス感染が少なくなってきたため，抗体保有率は減少している．
5 ○ A型肝炎ウイルスは経口感染するため，飲食物の衛生状況が問題となる．

正解 5

【C型肝炎ウイルス感染症】

問題 41.2 C型肝炎ウイルスの感染症に関する次の記述のうち，正しいものはどれか．
1 C型肝炎ウイルス感染は，わが国では肝癌発症の主要な要因でない．
2 C型肝炎ウイルスは，肝臓に持続感染し，慢性肝炎，肝硬変を引き起こす．

　　　　3　C型肝炎ウイルスは，DNAウイルスである．
　　　　4　C型肝炎ウイルス感染の予防には，ワクチンが有効である．
　　　　5　C型肝炎ウイルスは，主に経口感染する．

重要事項　C型肝炎ウイルスは，B型肝炎ウイルスと同様に，血液，体液から感染する．日本の肝癌患者の多くは，このウイルスに感染している．C型肝炎ウイルスの感染予防のためのワクチンはない．

解答と解説
1　×　わが国の肝癌患者の多くは，C型肝炎ウイルスに感染している．
2　○　C型肝炎ウイルスの持続感染により，慢性肝炎，肝硬変，肝癌へ移行する．
3　×　C型肝炎ウイルスは，RNAウイルスである．
4　×　C型肝炎ウイルス感染予防のためのワクチンはない．
5　×　主に血液，体液を介して感染する．

正解　2

【インフルエンザウイルス感染症】

問題41.3　インフルエンザウイルス感染症に関する次の記述のうち，正しいものはどれか．
1　インフルエンザウイルスA，B，C型は，いずれもヒトに感染する．
2　インフルエンザウイルスは，主に接触感染により伝播する．
3　インフルエンザウイルスA型もB型も世界的大流行を起こす．
4　インフルエンザウイルスに感染して1週間以上経ってから発熱が起こる．
5　インフルエンザワクチンは，弱毒株を用いた生ワクチンである．

4.1 代表的な感染症

重 要 事 項 インフルエンザウイルスの粒子構造と病原性，感染病態の特徴について以下に概略した．

```
      ノイラミニダーゼ（NA）
            ↓
ヘマグルチニン（HA）→ ◯

                    分節ゲノム
```

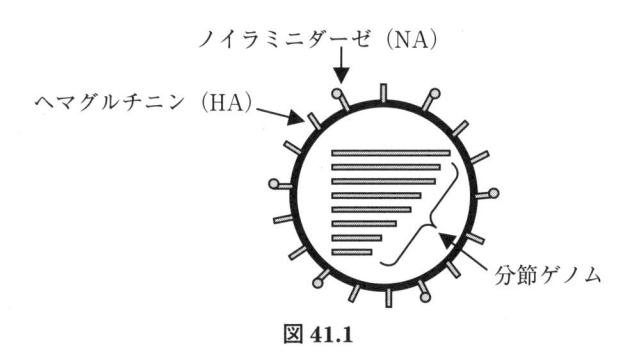

図 41.1

図 41.1 にようにインフルエンザウイルスは分節した RNA 遺伝子をもち，エンベロープには病原性に関与するヘマグルチニン（HA）とノイラミニダーゼ（NA）のスパイクが存在する．HA が宿主細胞膜上のレセプター（シアル酸）に結合して，ウイルス粒子が細胞内に侵入する．その後脱殻が起こり，ウイルスゲノムが細胞内に放出されるか否か（すなわち，強毒か弱毒ウイルスであるか）は，HA のアミノ酸配列に依存している．また，NA は，出芽の際に HA とシアル酸の結合を切断して，子孫ウイルス粒子が細胞から放出されやすくしている．

インフルエンザウイルス A，B，C 型は，いずれもヒトに感染するが，過去に世界的大流行を起こしたのは表 41.2 に示した A 型インフルエンザウイルス H1N1，H2N2，H3N2 の 3 つの亜型だけである．A 型ウイルスにはヒト以外のブタ，カモ，ニワトリ，ウマ，クジラ，アザラシなどの動物に感染する多くの亜型が存在するため，特定の細胞に異なる亜型ウイルスが重感染すると，分節遺伝子間で遺伝子交雑が起こり抗原変異を起こした多くのタイプのウイルスが出現する可能性がある．この結果，ヒトが過去に遭遇したことがないウイルスが出現すれば，世界的大流行となる．現在，世界的に流行している新型インフルエンザウイルスもその一例と考えられる．

インフルエンザは，かぜ症候群とは異なり，一般的に感染後 2 〜 3

日で高熱が出て，頭痛，筋肉痛などの全身症状が起こるのが特徴である．また，幼児では脳炎，脳症が起こり死に至る場合があり，高齢者では細菌感染などの二次感染を起こし肺炎で死亡する場合がある．予防には，ワクチンが有効であり，HAワクチンとよばれる成分ワクチンが用いられている．

表41.2

流行開始年	抗原性	通称	世界的推定死亡者数
1918	H1N1	スペイン型	4000～5000万人
1957	H2N2	アジア型	200～400万人
1968	H3N2	香港型	～100万人
1977	H1N1	ソ連型	
2009	H1N1	新型インフルエンザ	

解答と解説

1 ○ A型は，ヒトを含め多くの鳥や動物に感染するが，B，C型は主にヒトに感染する．
2 × インフルエンザウイルスは，主に飛沫感染により伝播する．
3 × 世界的大流行を起こすのは，大変異（不連続変異）を起こすA型だけである．
4 × インフルエンザウイルス感染による発熱は，感染後数日以内に起こる．
5 × インフルエンザワクチンは，ウイルス粒子から単離精製した赤血球凝集素（HA）を用いた成分ワクチンである．

正解 1

◆確認問題◆

次の文の正誤を判別し，○×で答えよ．

□□□ 1 A型肝炎ウイルスは肝臓内で増殖し，胆汁を介して糞便中に排泄される．
□□□ 2 インフルエンザウイルス感染により，インフルエンザ（流行性感冒）になる．
□□□ 3 インフルエンザは，かぜ症候群に含まれる．
□□□ 4 インフルエンザウイルスの遺伝子は，分節したRNAである．

□□□ 5 インフルエンザウイルスのエンベロープには，赤血球凝集素（ヘマグルチニン）とノイラミニダーゼが存在する．
□□□ 6 インフルエンザウイルス B, C 型は，まったく遺伝子変異を起こさない．
□□□ 7 ブタインフルエンザやトリインフルエンザは，新型インフルエンザのことである．
□□□ 8 高病原性鳥インフルエンザウイルスは，ヒトからヒトへ感染する．
□□□ 9 ノイラミニダーゼ阻害剤であるオセルタミビルやザナミビルは，A, B 両方の型に有効である．
□□□ 10 インフルエンザ HA ワクチンは，B 型インフルエンザウイルス感染に予防効果がない．

正解と解説

1 ○ A 型肝炎ウイルスは糞便中に排泄されるため，衛生環境の良くないところで経口感染する場合が多い．
2 ○ インフルエンザ（流行性感冒）は疾患名である．
3 × インフルエンザウイルス感染後 1 ～ 3 日で発熱し，強い流行性があることがライノウイルスなどで起こる「かぜ症候群」と異なる．
4 ○ 分節した RNA をもつため，A 型では遺伝子交雑により大変異が起きやすい．
5 ○ A 型には多くのヘマグルチニンとノイラミニダーゼの種類が見つかっており，それらの組合せにより感染動物が異なる．
6 × A 型のような大変異は起こさないが，点突然変異が起こっている．
7 × ブタインフルエンザやトリインフルエンザは，ブタやトリインフルエンザウイルスが，それぞれブタやトリに感染して起こる感染症である．新型インフルエンザとは，ブタやトリインフルエンザウイルスなどが変異して新たにヒトからヒトに感染するインフルエンザウイルス感染による感染症である．
8 ○ 世界的にヒトからヒトへの感染が確認されているが，大流行を起こしていない．
9 ○ ノイラミニダーゼ阻害剤は，A 型にも B 型にも有効である．
10 × インフルエンザ HA ワクチンは，A 型と B 型インフルエンザウイルスに対する混合ワクチンである．

SBO 42
到達目標 レトロウイルス（HIV，HTLV）が引き起こす疾患について概説できる．

【レトロウイルス感染症】

> **問題 42.1** レトロウイルス感染症に関する次の記述のうち，正しいものはどれか．
> 1　ヒト免疫不全ウイルス（HIV）は，成人T細胞白血病（ATL）を起こす．
> 2　ヒトT細胞リンパ球向性ウイルス（HTLV-1）は，後天性免疫不全症候群（AIDS）を起こす．
> 3　ヒト免疫不全ウイルスゲノムには，逆転写酵素がコードされている．
> 4　ヒト免疫不全ウイルスは，経口感染する．
> 5　ヒト免疫不全ウイルスは，CD8$^+$T細胞に感染する．

重要事項　ヒト免疫不全ウイルス（HIV）は，ヒトT細胞リンパ球向性ウイルス（HTLV-1）と同様にそのゲノムに逆転写酵素がコードされているRNAウイルスである．後天性免疫不全症候群（AIDS）は，HIVが血液や体液を介して感染してから5〜10年経ってから発症する．この間HIVは持続感染しているが，免疫で増殖が抑制されている．しかし，HIVが感染して破壊されるCD4$^+$T細胞の数が増えると，免疫不全が起こる．

　HTLV-1は，成人T細胞白血病（ATL）を起こす．このウイルスは，母乳を介して感染するため，母乳による直接授乳を避けることにより感染が減少している．世界的にもATLの発症例は日本の九州地方で多い．

解答と解説　1　×　HIVは，後天性免疫不全症候群（AIDS）を起こす．
　　　　　　2　×　HTLV-1は，成人T細胞白血病（ATL）を起こす．

3 ○ レトロウイルスは，RNAゲノム中に逆転写酵素をコードしている．
4 × ヒト免疫不全ウイルスは，主に血液，体液を介して感染する．
5 × ヒト免疫不全ウイルスは，CD4$^+$T細胞やマクロファージに感染する．

正解 3

◆確認問題◆

次の文の正誤を判別し，○×で答えよ．

1 　AIDS患者には，日和見感染症が起きやすい．
2 　HIV感染後，一般的に数日間でAIDSが発症する．
3 　HIV感染しているがAIDSを発症していない患者を無症候性キャリアとよぶ．
4 　HIVは，持続感染する．
5 　HIVは，母子感染しない．
6 　HIVやHTLV-1は，性感染症（STD）を起こす．
7 　HIV感染症に対する有効なワクチンがある．
8 　ヒトT細胞リンパ球向性ウイルスは，母乳を介して母子感染する．
9 　九州，沖縄地方にHTLV-1抗体陽性者が多い．
10 　HTLV-1感染からATLが発症するまで数十年を要する場合がある．
11 　レトロウイルスには，発癌性がない．
12 　HIVはレトロウイルス科のウイルスであるが，HTLV-1はレトロウイルス科のウイルスではない．
13 　AIDSは結核，マラリアとともに世界の3大感染症といわれる．

正解と解説

1 ○ AIDS患者は，免疫が低下しているため，サイトメガロウイルスなどの日和見感染症が起きやすい．
2 × HIV感染後AIDSが発症するには，一般的に5～10年以上かかる．
3 ○ HIVに感染してからAIDSを発症するまでの無症候状態患者である．

4	○	HIVは感染後,増殖したウイルスが宿主免疫で排除されるため,ウイルス増殖と宿主免疫が均衡した状態にある.
5	×	HIVは,母子感染する.
6	○	B型やC型肝炎ウイルス感染やヘルペスウイルス感染と同様に,性交により感染する.
7	×	現在,HIV感染症に対する有効なワクチンはない.
8	○	HTLV-1陽性の母親からの授乳をやめることにより,子への感染が避けられる.
9	○	世界の中でも,九州,沖縄地方にHTLV-1感染者が多い.
10	○	HIV感染と同様に,発症まで10年以上かかる.
11	×	レトロウイルス以外の腫瘍ウイルスは,DNAウイルスである.
12	×	HIVもHTLV-1もレトロウイルス科のウイルスである.
13	○	世界中で感染者が多いことから,AIDSは結核,マラリアとともに世界の3大感染症といわれる.

SBO 43
到達目標 グラム陽性球菌(ブドウ球菌,レンサ球菌,腸球菌)の細菌学的特徴と,それが引き起こす代表的な疾患について概説できる.

【ブドウ球菌とレンサ球菌の特徴】

> 問題43.1 ブドウ球菌とレンサ球菌に共通の性質について正しいものはどれか.
> 1 運動性がある.
> 2 カタラーゼを産生する.
> 3 10%食塩加培地でも増殖する.
> 4 嫌気状態で発育する.
> 5 グラム染色を行うと赤色に染まる.

重要事項 ブドウ球菌とレンサ球菌はともにグラム陽性球菌であり,非運動性

の通性嫌気性菌である．表43.1にブドウ球菌とレンサ球菌の特徴を示した．

表 43.1

	ブドウ球菌 Staphylococcus	レンサ球菌 Streptococcus
グラム染色	陽性（青紫色に染色）	陽性（青紫色に染色）
運動性	なし	なし
酸素要求性	通性嫌気性	通性嫌気性
耐塩性（〜10％）	＋	－
カタラーゼ産生	＋	－
代表菌種	S. aureus（黄色ブドウ球菌） S. epidermidis（表皮ブドウ球菌） S. saprophyticus（腐生ブドウ球菌）	S. pyogenes（化膿レンサ球菌） S. agalactiae（B群レンサ球菌） S. pneumoniae（肺炎レンサ球菌）

解答と解説
1 × べん毛を欠き，運動性はない．
2 × ブドウ球菌はカタラーゼを産生するが，レンサ球菌は産生しない．
3 × ブドウ球菌は耐塩性（7.5〜10％）があるが，レンサ球菌はない．
4 ○ ブドウ球菌，レンサ球菌ともに通性嫌気性であるので，嫌気培養が可能である．
5 × グラム陽性菌であるので，青紫色に染色される．

正解 4

【黄色ブドウ球菌の性状と病原性】

問題 43.2 黄色ブドウ球菌の特徴として正しいものはどれか．
1 表皮剝脱毒素であるコアグラーゼを産生する．
2 芽胞形成菌であり耐熱性である．
3 病原性が強いため常在細菌として定着することはない．
4 汚染された食品を摂取すると感染型食中毒を起こす．
5 代表的な化膿菌であり，皮膚に膿痂疹（とびひ）や蜂窩織炎，毛嚢炎を起こす．

重　要　事　項　黄色ブドウ球菌は以下に示すように，コアグラーゼ産生能やマンニトール分解性から他のブドウ球菌菌種と区別することができる．

表 43.2

菌　種	黄色ブドウ球菌 S. aureus	表皮ブドウ球菌 S. epidermidis	腐生ブドウ球菌 S. saprophyticus
コロニーの色調	黄色	白色～レモン色	白色
コアグラーゼ産生	＋	－	－
マンニトール分解	＋	－	d*

*菌株によって異なる．

　黄色ブドウ球菌は種々の酵素や毒素を産生する．以下に代表的なものを記した．

①コアグラーゼ：フィブリンを凝集させて血漿を凝固し宿主免疫から回避する．

②エンテロトキシン（腸管毒）：耐熱性毒素であり，加熱しても失活しない．1～6時間の潜伏期間の後，嘔吐と下痢を中心とした症状が現れる．スーパー抗原としての活性を持つ．

③毒素性ショック症候群毒素（TSST-1）：毒素性ショック症候群 toxic shock syndrome（高熱，発疹，低血圧，播種性血管内凝固，多臓器障害など）を引き起こす．スーパー抗原である．

④表皮剥脱毒素 exfoliatin：皮膚の剥脱や壊死を起こす．ブドウ球菌性熱傷様皮膚症候群を引き起こす．

⑤溶血毒 hemolysin：赤血球を破壊する．

⑥白血球毒 leukocidin：白血球を破壊し，宿主免疫から逃れる．

解答と解説　1　×　コアグラーゼは血漿を凝固させる酵素である．表皮剥脱毒素は exfoliatin である．

　　　　　　　2　×　ブドウ球菌は芽胞を形成しない．

　　　　　　　3　×　健康人の 20～40％は皮膚や鼻腔粘膜に黄色ブドウ球菌を保有している．そのため，医療現場では医療スタッフを含めた周囲の人々の保有菌株が，易感染者に感染する危険性がある．

4　×　黄色ブドウ球菌食中毒は典型的な毒素型食中毒であり，食品中で産生された毒素を摂取し発症する．毒素は耐熱性であり，加熱しても食中毒予防にはならない．
5　○　毛囊や汗腺，皮脂腺への表在性膿瘍は黄色ブドウ球菌の一般的な感染症である．

正解　5

【耐性菌の特徴】

問題 43.3 MRSA（メチシリン耐性黄色ブドウ球菌）に関する記述について正しいものはどれか．
1　MRSAはβ-ラクタム系抗菌薬のみに耐性を示す．
2　MSSA（メチシリン感受性黄色ブドウ球菌）が保有する遺伝子 *mecA* が変異することで MRSA となる．
3　日本では，臨床で分離される黄色ブドウ球菌の約10％がMRSAである．
4　MRSAは細胞壁合成酵素の1つであるPBP2′を産生する．
5　バンコマイシンに耐性を示すMRSAは出現していない．

重要事項　ペニシリン分解酵素であるペニシリナーゼを産生する黄色ブドウ球菌を抑えるためにメチシリンが開発された．しかしその後，ほとんどのβ-ラクタム系薬剤に親和性の低いペニシリン結合タンパク質PBP2′を産生するMRSAが出現した．PBP2′タンパク質は *mecA* 遺伝子により規定されている．

解答と解説
1　×　MRSAはβ-ラクタム以外の多くの抗菌薬に対しても耐性を獲得している．
2　×　MRSAは外来性遺伝子であるメチシリン耐性遺伝子 *mecA* を獲得することにより薬剤耐性化したものである．*mecA* 遺伝子の変異が原因ではない．
3　×　MRSAの分離率は，黄色ブドウ球菌分離株の60％を超えて

4　○　MRSAはβ-ラクタムに親和性の低いPBP2'を産生するため細胞壁合成機能は失われない．
5　×　バンコマイシンを長期投与された患者からすでにバンコマイシン耐性黄色ブドウ球菌（VRSA）が分離されており，その拡散が懸念される．

正解　4

【レンサ球菌の性状】

問題 43.4　レンサ球菌の特徴について正しいものはどれか．
1　レンサ球菌はヒトのみに常在する菌である．
2　化膿レンサ球菌はα溶血性である．
3　B群レンサ球菌は咽頭部や腟の常在菌である．
4　肺炎レンサ球菌は年齢増加とともに保菌率も増加する．
5　口腔内に存在するレンサ球菌の多くはβ溶血を示す．

重要事項　レンサ球菌は赤血球を溶血する溶血毒素（hemolysin）を産生し，コロニー周囲の溶血の性状からα溶血（不完全溶血），β溶血（完全溶血），γ溶血（非溶血）に分けられる．
　レンサ球菌は細胞壁多糖体の抗原性によりLancefieldの血清分類としてA～V群まで分類されている．以下の表43.3に代表的な菌種の性状と疾病を示す．

表 43.3

菌　種	和　名	血清型	溶血性	代表的な疾病
S. pyogenes	化膿レンサ球菌	A群	β	咽頭炎，猩紅熱，劇症型感染症
S. agalactiae	B群レンサ球菌	B群	β	新生児感染（髄膜炎，菌血症）
S. pneumoniae	肺炎レンサ球菌	−	α	肺炎，中耳炎
oral streptococci*	口腔内レンサ球菌	−	α，γ	歯性疾患，心内膜炎

*口腔内には S. sanguinis，S. oralis，S. salivarius，S. mutans など多数のレンサ球菌が常在しているため，それらをまとめて口腔内レンサ球菌とよぶ．

解答と解説　1　×　自然界に広く分布しており，ヒトだけでなく動物にも存在している．
2　×　化膿レンサ球菌はβ溶血性である．
3　○　*S. agalactiae* は咽頭部，腟，腸管の常在菌であり，β溶血性を示す．
4　×　*S. pneumoniae* はα溶血性を示し，保菌率は年齢増加とともに減少する．
5　×　口腔内レンサ球菌の多くはα溶血を示すが，γ溶血のものもいる．

正解　3

【代表的なレンサ球菌の病原性】

問題 43.5　化膿レンサ球菌に関する記述について正しいものはどれか．
1　新生児の髄膜炎や菌血症が問題となる．
2　小児中耳炎の重要な起因菌の1つである．
3　市中感染肺炎の最も代表的な起因菌である．
4　口腔内常在菌であり，う蝕の原因となる．
5　咽頭や皮膚に急性感染症を起こす．

重要事項　表 43.3 の代表的な菌種の疾病を参照．
　　　　　疾病と関連し，化膿レンサ球菌が産生する代表的な毒素や酵素を以下にまとめた．
　　① 溶血毒素 hemolysin：ストレプトリジン O（SLO）とストレプトリジン S（SLS）がある．SLO は抗原性が強く，これに対する抗体 ASLO（anti-streptolysin O）価の測定は感染診断に用いられる．SLS には抗原性はない．
　　② 発熱毒素 pyorgenic exotoxin（SPE）：猩紅熱毒素ともよばれる．発熱や発赤，猩紅熱の原因となる．
　　③ ストレプトキナーゼ streptokinase：フィブリンを加水分解し，細菌感染の広がりを促進する．

④ ヒアルロニダーゼ hyaluronidase：ヒアルロン酸を加水分解することで結合組織を破壊し，感染の広がりを促進する．

解答と解説
1 × *S. agalactiae* の記述である．新生児期や産褥期の感染は，上行性の子宮内感染や産道感染などの垂直感染が多い．
2 × *S. pneumoniae* の記述である．中耳炎起因菌としては *Haemophilus influenzae* とともに最も一般的な起因菌である．
3 × *S. pneumoniae* の記述である．市中感染の代表的な起因菌であり，乳幼児や高齢者が重症化しやすい．
4 × 口腔内レンサ球菌である *S. mutans* の記述である．
5 ○ *S. pyogenes* の記述である．急性感染症として，咽頭炎や猩紅熱，丹毒（顔面，下肢に硬い浮腫性の紅斑を形成）が起こる．

正解 5

◆確認問題◆

次の文の正誤を判別し，○×で答えよ．

□□□ 1 黄色ブドウ球菌による食中毒の主症状は発熱と下痢である．
□□□ 2 黄色ブドウ球菌による食中毒は100℃，10分の食前加熱により予防できる．
□□□ 3 ブドウ球菌による院内感染の防止には，トイレや流しなど湿った場所の消毒が最も重要である．
□□□ 4 化膿レンサ球菌感染症の続発症として，急性糸球体腎炎やリウマチ熱がある．
□□□ 5 猩紅熱は発熱毒素を産生する化膿レンサ球菌により起こる．
□□□ 6 肺炎レンサ球菌の莢膜は病原性と密接に関係している．
□□□ 7 抗ストレプトリジンS抗体価の測定は，化膿レンサ球菌感染症の診断に役立つ．
□□□ 8 バンコマイシン耐性腸球菌（VRE）はバンコマイシンを不活化する酵素を産生している．

正解と解説

1 × 主症状は激しい嘔吐と下痢である．延髄にある嘔吐中枢を刺激して嘔吐を起こす．

2 × 黄色ブドウ球菌のエンテロトキシンは耐熱性毒素のため，100℃の加熱でも失活しない．

3 × ブドウ球菌は，乾燥状態に比較的強く，手指が触れるドアノブ，医療器具などを介して伝播し，院内で蔓延する危険性がある．緑膿菌などグラム陰性菌は湿った場所に生息している．

4 ○ 化膿レンサ球菌による急性感染症の後に続発症が生じることがある．
急性糸球体腎炎：咽頭炎の1～2週間後，皮膚感染の2～3週間後に発症する．高血圧，血尿，タンパク尿などの急性腎不全症状を示す．
リウマチ熱：咽頭炎の2～3週間後に発症する．発熱，紅斑，心筋炎，関節炎など種々の症状を呈する．

5 ○ 化膿レンサ球菌の咽頭炎に続発することが多く，皮膚の紅斑を呈する．紅斑は体幹，首，四肢に及ぶ．

6 ○ 厚い莢膜（多糖体からなる）を産生する菌株は抗食菌作用をもち病原性が高い．莢膜を失うと容易に貪食細胞（マクロファージなど）に取り込まれ殺菌される．

7 × ストレプトリジンOに対する抗体価ASLOが化膿レンサ球菌感染症の診断に利用される．ストレプトリジンSは抗原性がなく抗体はできない．

8 × VREはバンコマイシン結合部位の構造変化により耐性を示す．VREが保有する耐性遺伝子がMRSAに伝達されたバンコマイシン耐性黄色ブドウ球菌（VRSA）が出現し，その蔓延が懸念されている．

SBO 44
到達目標 グラム陰性球菌（淋菌）の細菌学的特徴とそれが引き起こす代表的な疾患について概説できる．

【淋菌の細菌学的特徴】

> **問題 44.1** 淋菌の細菌学的特徴について正しいものはどれか．
> 1　グラム陽性の球菌で，耐塩性である．
> 2　グラム陽性の桿菌で，莢膜を形成する．
> 3　グラム陰性の球菌で，5〜10％のCO_2存在下で培養する．
> 4　グラム陰性の桿菌で，好塩性である．
> 5　グラム陰性の桿菌で，マクロファージやアメーバに寄生する．

重要事項　淋菌の細菌学的特徴および代表的な疾患についてまとめた．
- 淋菌はグラム陰性の球菌，好気性，芽胞非形成で鞭毛を有していない．
- 5〜10％ CO_2 の存在下で培養する．本菌は増殖可能温度域が30〜38.5℃と狭く，外界での抵抗力は極めて弱い．
- 淋病は性行為感染症 sexually transmitted disease (STD) の一つであり，性交による直接接触感染で伝染し，男性では尿道炎前立腺炎，副睾丸炎等，女性では子宮頸管炎，子宮内膜炎等を引き起こす．
- 性行為以外の感染としては，新生児膿漏眼があり，その予防には主にテトラサイクリン系薬剤の点眼が行われる．

解答と解説
1　×　ブドウ球菌の特徴（7.5〜15％食塩含有培地で増殖）である．
2　×　炭疽菌がその例である．
3　○　淋菌は好気性菌でその増殖に5〜10％のCO_2を必要とする．
4　×　腸炎ビブリオの特徴（2〜3％食塩下で増殖，10％では増殖できない）である．
5　×　レジオネラ・ニューモフィラの特徴で，肺炎を引き起こす．

正解　3

◆確認問題◆

次の文の正誤を判別し，○×で答えよ．

□□□ 1 淋病は人獣共通感染症である．
□□□ 2 淋病が疑われる臨床検体は冷蔵庫に保管する．
□□□ 3 淋菌の培養には5%の酸素が必要である．
□□□ 4 新生児膿漏眼の予防にはテトラサイクリン系薬剤の点眼を行う．
□□□ 5 淋病の治療にはペニシリン系薬剤が有効である．

正解と解説

1 × 淋菌はヒト以外の自然宿主は存在しない．
2 × 外界での抵抗力は弱く，低温で死滅するので，37℃で保存する．
3 × カンピロバクターの発育条件であり，淋菌は5～10%のCO_2を必要とする．
4 ○ 出生後における淋菌性眼炎の予防に1% $AgNO_3$が使用された時期もあったが，現在は主に1%テトラサイクリン系薬剤または5%エリスロマイシンの点眼を行う．
5 × β-ラクタム剤耐性淋菌（プラスミド性および染色体性）が増加しており，現在確実に有効な治療薬は注射用広域セフェムのセフトリアキソン（CTRX），セフォジジム（CDMZ）およびスペクチノマイシン（SPCM）の3剤のみである．

SBO 45
到達目標 グラム陽性桿菌（破傷風菌，ボツリヌス菌）の細菌学的特徴とそれが引き起こす代表的な疾患について概説できる．

【クロストリジウム属細菌の特徴と疾患】

> **問題 45.1** クロストリジウム属細菌に関する記述のうち，正しいのはどれか．
> 1 酸素がないと発育することができない．
> 2 芽胞を形成することはない．
> 3 ボツリヌス菌は感染型食中毒を起こす．
> 4 破傷風菌は河川や汽水域などの水圏に広く存在している．
> 5 破傷風菌およびボツリヌス菌は，ともに神経に作用する毒素を産生する．

重要事項 破傷風菌およびボツリヌス菌は，ともにクロストリジウム *Clostridium* 属の菌種であり，偏性嫌気性，芽胞形成性のグラム陽性桿菌である．表 45.1 に特徴をまとめた．

表 45.1

	破傷風菌 *C. tetani*	ボツリヌス菌 *C. botulinum*
生息場所	土壌，汚泥，哺乳類の糞便など	土壌，河川・湖の底泥など
産生毒素	テタノスパスミン （テタノリシン・溶血毒）	ボツリヌス毒素 A〜Gまで7つの型がある
毒素作用	神経毒 抑制系シナプス遮断による 強直性痙攣	神経毒 アセチルコリン遊離抑制による 弛緩性麻痺
疾患	破傷風	ボツリヌス食中毒 乳児ボツリヌス 創傷ボツリヌス
予防	破傷風トキソイド	—
治療	破傷風免疫ヒトグロブリン	ウマ抗毒素血清（ウマ）

破傷風は，土壌などに由来する破傷風菌芽胞が創傷部に付着し，発芽・増殖することによりテタノスパスミンが産生され引き起こされる．全身の筋肉が硬直し，適切な処置を施さないと呼吸筋の痙攣により窒息死する．

ボツリヌス食中毒（食事性ボツリヌス）は，ボツリヌス菌が食品中で増殖し，産生されたボツリヌス毒素を摂取することにより引き起こされる，典型的な毒素型食中毒である．乳児ボツリヌスおよび創傷ボツリヌスは体内に入ったボツリヌス菌芽胞が発芽・増殖して毒素を産生することによる．運動神経の弛緩性麻痺から呼吸困難により死に至る．

解答と解説
1　×　偏性嫌気性菌であり，酸素のない状態で発育する．
2　×　クロストリジウム属菌種は全て，芽胞形成性である．
3　×　毒素型食中毒の典型例である．
4　×　土壌や哺乳類の腸管および糞便に主に存在している．
5　○　テタノスパスミン，ボツリヌス毒素ともに強力な神経毒である．

正解　5

◆確認問題◆

次の文の正誤を判別し，○×で答えよ．
1　破傷風の予防に，弱毒生ワクチンが使われている．
2　破傷風毒素はテタノスパスミンと呼ばれる溶血毒素を産生する．
3　創傷部より体内に侵入した破傷風菌は血流に乗り，全身に運ばれ各所で毒素を産生する．
4　破傷風毒素は抑制系シナプス遮断により，強直性痙攣（痙性麻痺）を引き起こす．
5　ボツリヌス食中毒の原因食品としては，生の魚介類が最も多い．
6　乳児に蜂蜜を与えると乳児ボツリヌス症を起こす危険がある．
7　ボツリヌス毒素のうち，最も致死率が高いのはA型である．
8　日本ではボツリヌス毒素E型による食中毒が多い．

□□□ 9 ボツリヌス毒素は神経筋接合部に作用して，筋肉の弛緩性麻痺を起こす．
□□□ 10 ボツリヌス症の治療には，ウマ抗毒素血清が使用される．

正解と解説

1 × 破傷風の予防ワクチンとしては無毒化毒素である「破傷風トキソイド」が使用されている．DPT 三種混合ワクチン（Diphtheria-Pertussis-Tetanus；ジフテリアトキソイド－百日咳成分ワクチン－破傷風トキソイド）として接種される．

2 × テタノスパスミンは，地上最強毒素の 1 つとされるほど強力な神経毒である．マウスの最小致死量はわずか数十 pg である．破傷風菌は溶血毒素（テタノリジン）も産生するが，病原的意義は薄い．

3 × 体内に侵入した破傷風菌自体は局所に留まり，産生された毒素が血流に乗り，身体各部の筋肉に運ばれる．

4 ○ 破傷風毒素は，神経接合部から神経内に取り込まれ，抑制性シナプスを遮断することにより運動系が異常に亢進されて強直性痙攣などの痙性麻痺を引き起こす．

5 × 原因食品としては，魚類発酵食品（いずしなど），ソーセージ，缶詰，真空パックなどがある．嫌気状態でボツリヌス菌が増殖・産生した毒素を食品とともに摂取すると食中毒を起こす，典型的な毒素型食中毒である．

6 ○ 乳児ボツリヌス症は 1 歳未満の乳幼児にみられる．はちみつなどに微量含まれるボツリヌス菌芽胞から発芽し体内で毒素が産生される．

7 ○ ボツリヌス毒素には A〜G 型がある．最も致死率の高いのは A 型で 75% に達する．

8 ○ 日本では E 型毒素（致死率 25%）による食中毒が多い．

9 ○ 地上最強毒素の 1 つとされるほど強力な神経毒である．マウスの最小致死量はわずか数 pg である．神経筋接合部に作用し，アセチルコリンの放出に必要なタンパク質を分解し神経伝達を遮断，その結果，筋肉の弛緩・麻痺が起こる．

10 ○ 体内に入った毒素を中和するため，抗毒素血清による処置を速やかに行う．

4.1 代表的な感染症

SBO 46
到達目標 グラム陰性桿菌（大腸菌，赤痢菌，サルモネラ菌，コレラ菌，腸炎ビブリオ菌，緑膿菌，レジオネラ菌）の細菌学的特徴とそれが引き起こす代表的な疾患について概説できる．

【大腸菌，赤痢菌の特徴】

問題 46.1 病原細菌とそれによる疾患について，正しいものはどれか．
1 赤痢菌は，グラム陽性桿菌である．
2 赤痢菌は，毒素を産生しない．
3 大腸菌 O157:H7 は，腸管出血性大腸菌に属する．
4 毒素原性大腸菌は，ベロ毒素を産生する．
5 腸管病原性大腸菌は，溶血性尿毒症症候群（HUS）の起因菌である．

重要事項 グラム陰性桿菌には，大腸菌・赤痢菌・サルモネラ・コレラ菌・腸炎ビブリオ・緑膿菌・レジオネラ菌などがある．大腸菌（*Escherichia coli*）において，ヒトに病原性（下痢症）を示す下痢原性大腸菌（病原性大腸菌）について，その分類と主な特徴を表 46.1 にまとめた．

表 46.1

分　類	主な特徴
腸管病原性大腸菌（EPEC）	サルモネラ症に類似した胃腸炎や下痢症を引き起こす．
毒素原性大腸菌（ETEC）	易熱性および耐熱性エンテロトキシンを産生し，コレラ様の症状を示す． 旅行者下痢症の主要な原因菌
腸管侵入性大腸菌（EIEC）	赤痢型の胃腸炎を引き起こす．
腸管出血性大腸菌（EHEC）	ベロ毒素（志賀毒素と類似）を産生 溶血性尿毒症症候群（HUS）などの合併症を引き起こすことがある． 代表的な血清型に O157:H7 がある．
腸管凝集付着性大腸菌（EAggEC）	特殊な線毛をもち，小腸に定着して下痢を引き起こす．

赤痢菌は細菌性赤痢の起因菌であり，経口感染後，腸管上皮細胞に侵入・増殖し，粘血性の下痢を引き起こす．赤痢菌は，志賀赤痢菌（*Shigella dysenteriae*）・フレクスナー赤痢菌（*S. flexneri*）・ボイド赤痢菌（*S. boydii*）・ソンネイ赤痢菌（*S. sonnei*）の 4 亜群に分類され，志賀赤痢菌はベロ毒素と構造上かなり類似した志賀毒素を産生する．

解答と解説
1 × 赤痢菌は，グラム陰性桿菌である．
2 × 赤痢菌の中で志賀赤痢菌（*S. dysenteriae*）は，ベロ毒素と構造上かなり類似した志賀毒素を産生する．
3 ○ 腸管出血性大腸菌には，O157:H7 のほかに O26 や O111 などの血清型が存在するが，わが国では O157:H7 による食中毒が多い．
4 × ベロ毒素を産生するのは，腸管出血性大腸菌である．
5 × 溶血性尿毒症症候群の発症は，ベロ毒素が要因であり，起因菌はそれを産生する腸管出血性大腸菌である．

正解 3

【サルモネラ，コレラ菌，腸炎ビブリオの特徴】

問題 46.2 病原細菌とそれによる疾患について，正しいものはどれか．
1 腸炎菌（*Salmonella* Enteritidis）は，チフス性疾患の起因菌である．
2 サルモネラ症は，カメなどのペットが感染源となることがある．
3 コレラ菌は，周毛性の鞭毛を保有している．
4 神奈川現象は，コレラ菌に見られる現象である．
5 腸炎ビブリオは，毒素を産生しない．

重要事項 サルモネラには血清学的に異なる菌が存在しており，チフス菌（*Salmonella* Typhi）とパラチフス A 菌（*S.* Paratyphi A）は，それぞれ腸チフスとパラチフスの起因菌である．一方，腸炎菌（*S.* Enteritidis) やネズミチフス菌（S. Typhimurium）は，サルモネラ症と呼ばれる食中毒の起因菌である．

　腸炎ビブリオは3％前後の食塩存在下で旺盛に発育する低度好塩菌であり，菌株によっては耐熱性溶血毒を産生する．血液を含む寒天培地上で，この毒素により見られる溶血現象を神奈川現象という．腸炎ビブリオやサルモネラは，国内において多く検出される代表的な感染型食中毒の起因菌である．

　コレラ菌が産生するコレラ毒素は，腸管上皮細胞のアデニル酸シクラーゼを活性化し，cAMP濃度を上昇させることにより激しい水溶性の下痢（米のとぎ汁様の便）を引き起こす．コレラ菌の分類と主な特徴を表46.2にまとめた．

表 **46.2**

		コレラ菌の分類	主な特徴
血清型	O1抗原	抗原性の違いから，さらに稲葉型・小川型・彦島型に分類される．また生物学的性状により，エルトール型と古典型（アジア型）に分けられる．	コレラ毒素を産生し，コレラを引き起こす．
	O1抗原以外	非O1コレラ菌またはNAGビブリオと呼ばれている．	ほとんどコレラ毒素を産生しないが，この毒素を産生するO139が検出された．

解答と解説

1　×　腸炎菌に加えて，ネズミチフス菌（S. Typhimurium）は急性胃腸炎である食中毒の起因菌である．

2　○　サルモネラは，家畜などの哺乳類・鳥類・両生類・は虫類の腸管に常在細菌として生息している．

3　×　コレラ菌は，一端に1本の特徴的な鞭毛をもつ．

4　×　神奈川現象は，腸炎ビブリオに見られる溶血現象のことである．

5　×　ほとんどの腸炎ビブリオは易熱性溶血毒を産生し，菌株によっては耐熱性溶血毒も産生する．

正解　2

【緑膿菌の特徴】

> **問題 46.3** 緑膿菌に関する記述で正しいものはどれか．
> 1 増殖の過程でブドウ糖を発酵させる．
> 2 通性嫌気性のグラム陰性桿菌である．
> 3 主としてヒトや動物の腸管内に生息する．
> 4 感染病巣などでバイオフィルムを形成する場合がある．
> 5 多くの抗菌薬や消毒薬に対する感受性を示す．

重要事項　緑膿菌は弱毒菌であるが，易感染患者では慢性，難治性感染症を起こす日和見感染菌として知られている．病院環境においては水周りや不十分に洗浄・消毒された医療器具などからも感染し，また抗菌薬や消毒剤に対する耐性を獲得しやすいため，院内感染症の代表的な原因微生物とされる．緑膿菌に対する効果が期待されていたカルバペネム系薬，アミノグリコシド系薬，ニューキノロン系薬の全てに耐性を示すものは「多剤耐性緑膿菌」と定義され（感染症法：五類感染症），感染した場合は抗菌化学療法がしばしば困難となる．

解答と解説
1　×　糖を酸化的に分解するブドウ糖非発酵性菌である．
2　×　好気性のグラム陰性桿菌である．
3　×　ヒトの腸管内に定着する場合もあるが，多くは土壌や淡水のほか自然界に広く生息するため（栄養要求性が低い），しばしば院内感染の原因となる．
4　○　感染病巣で多糖体 glycocalyx を産生し，これに血漿成分などが付着するとバイオフィルムが形成され，難治性重症感染症の原因となる．
5　×　外膜に存在するポーリン孔（親水性物質を通すための孔）が大腸菌と比べると小さく，薬剤などが通過しにくいため様々な薬剤に抵抗性を示す．

正解　4

4.1 代表的な感染症

【レジオネラ菌の特徴】

問題 46.4 レジオネラ菌について，誤っている記述はどれか．
1 検体中の菌は，グラム染色で明瞭な赤色に染まる．
2 肺炎やポンティアック熱の原因となる．
3 自然界では，アメーバなどの単細胞生物に寄生する．
4 ヒトの体内では，マクロファージに寄生する．
5 感染経路として，エアロゾルを発生させる設備や環境があげられる．

重要事項 レジオネラ菌は細胞内寄生性で感染性はさほど強くなく，健康なヒトでは発症しないことが多い．レジオネラ症は高齢者，乳幼児，喫煙者，糖尿病や癌など免疫が低下している患者で発症しやすく，男性に多いことも知られている．自然界ではアメーバなどの単細胞生物などに寄生する環境常在菌で，人工的環境下（空調設備の循環水，入浴施設など）で発生するエアロゾルが原因となるレジオネラ症は，市中肺炎の約3％を占めるとされている．また加湿器などが原因となった院内感染事例も報告されている．

解答と解説
1 × レジオネラ菌はブドウ糖非発酵性グラム陰性桿菌であるが，検体中の菌はグラム染色では染色されにくく，鏡検にはヒメネス染色を行う．
2 ○ レジオネラ症には，高熱，咳嗽，喀痰を主症状とするレジオネラ肺炎（比較的重症）と，感冒様症状を示すポンティアック熱（比較的軽症）がある．
3 ○ 人工的環境でも，衛生管理が不十分な給湯設備（60℃以下）では微生物による汚染が起こりやすく，その結果生じたバイオフィルム内にレジオネラ菌が寄生する場合もある．
4 ○ 食細胞による殺菌機構から逃れて肺胞マクロファージ内に寄生する．
5 ○ 空調用冷却塔，給湯系，加湿器，浴槽の水などで増殖し，

エアロゾルと呼ばれる微細な水の粒子の発生に伴い空気中に散布されると,経気道感染して肺炎の原因となる.

正解　1

◆確認問題◆

次の文の正誤を判別し,○×で答えよ.

□□□ **1** 細菌性赤痢は,激しい下痢を起こし,粘血便が特徴である.
□□□ **2** 赤痢菌の病原因子の多くは,染色体上の遺伝子にコードされている.
□□□ **3** 赤痢菌は鞭毛を有し,活発に運動する.
□□□ **4** わが国におけるコレラ患者の多くは,輸入感染例である.
□□□ **5** コレラ菌による激しい下痢の症状は,コレラ毒素に起因している.
□□□ **6** コレラは,感染症法で二類感染症に分類されている.
□□□ **7** コレラは,激しい下痢を起こし,粘血便が特徴である.
□□□ **8** ワイル-フェリックス(Weil-Felix)反応は,チフスの血清学的な診断法である.
□□□ **9** サルモネラ菌は,グラム陽性球菌である.
□□□ **10** サルモネラ菌は鞭毛を有し,活発に運動する.
□□□ **11** チフス菌(*S. Typhi*)は,食中毒の起因菌である.
□□□ **12** NAGビブリオとは,腸炎ビブリオのことである.
□□□ **13** 腸炎ビブリオは好塩性であるため,真水では増殖できない.
□□□ **14** 緑膿菌はしばしば菌交代症の原因となる.
□□□ **15** 緑膿菌の薬剤耐性化機構の1つに,排出タンパクの発現がある.
□□□ **16** レジオネラ肺炎は,ヒトからヒトへ感染する.
□□□ **17** レジオネラ菌の培養には血液寒天培地を使用する必要がある.

正解と解説

1 ○　細菌性赤痢は,痛みを伴う頻回の粘血便が特徴である.
2 ×　赤痢菌は大プラスミドを保有しており,病原因子の多くはそれにコードされている.
3 ×　赤痢菌は鞭毛を保有していない.
4 ○　国内において,毎年数十名程度の患者を見るが,その多くは海外渡航者や輸

入魚介類などの汚染食品の摂取によるものである.

5　○　コレラ毒素は，腸管上皮細胞のアデニル酸シクラーゼを活性化し，cAMP 濃度を上昇させることにより，激しい下痢を引き起こす.

6　×　感染症法において，腸管出血性大腸菌感染症・細菌性赤痢・コレラ・腸チフス・パラチフスは，三類感染症に分類されている（2008 年改正）.

7　×　コレラは，激しい水溶性の下痢を起こし，米のとぎ汁様の便が特徴である.

8　×　ワイル-フェリックス反応はリケッチア症の診断に用いられ，チフスの血清学的な診断法はウィダール（Widal）反応である.

9　×　サルモネラ菌は，グラム陰性桿菌である.

10　○　サルモネラ菌は，周毛性の鞭毛を有している.

11　×　チフス菌（$S.$ Typhi）とパラチフス A 菌（$S.$ Paratyphi A）は，それぞれ腸チフスとパラチフスの起因菌である.

12　×　NAG ビブリオは，O1 抗原以外の抗原をもつコレラ菌のことであり，非 O1 コレラ菌とも呼ばれる.

13　○　腸炎ビブリオは 3～5% の食塩加培地で発育する．20℃ 以上で活発に増殖するが，10℃ 以下では増殖できない.

14　○　代表的な日和見感染の原因菌である.

15　○　緑膿菌の薬剤耐性化機構には，「β-ラクタマーゼ産生」，「アミノ配糖体の修飾」，「DNA ジャイレースの変異」，「PBPs の変異」，「外膜ポーリン孔の減少」，「排出タンパク発現」がある.

16　×　レジオネラ菌の感染は菌で汚染された水から発生したエアロゾルなどからの感染が主となり，ヒトからヒトへ二次感染するという報告はない.

17　×　血液寒天培地や通常の細菌培地には発育しないので，レジオネラ専用の培地（L-システインと活性炭を含んだ黒色の BCYE 培地など）を使用する.

SBO 47
到達目標 グラム陰性スピリルム属病原菌（ヘリコバクター・ピロリ菌）の細菌学的特徴 とそれが引き起こす代表的な疾患について概説できる．

【ヘリコバクター・ピロリとその起こす感染症】

問題 47.1 ヘリコバクター・ピロリ *Helicobacter pylori* の特徴として，誤っているものはどれか．
1　胃がんの危険因子である
2　クラリスロマイシン，アモキシシリン，ランソプラゾールによる3剤併用により除菌できる．
3　ウレアーゼ活性が強く，尿素からアンモニアを産生する．
4　グラム陰性らせん状微好気性菌である．
5　鶏肉などを介して，感染型食中毒を起こす．

重 要 事 項　ヘリコバクター・ピロリ *Helicobacter pylori* は，ヒトの胃の粘膜に生息する微好気性グラム陰性らせん状桿菌である．ウレアーゼを産生して胃粘膜中の尿素を分解してアンモニアを生成し，pHを酸性から中性側へ調節することで，生存を可能にしている．胃炎，胃潰瘍，十二指腸潰瘍の原因菌であり，胃がんの危険因子でもある．ヘリコバクターでも細胞空胞化関連タンパク質 CagA を産生する菌株のほうが病原性が強い．治療には，3剤併用除菌療法が行われる．

　カンピロバクター・ジェジュニ *Campylobacter jejuni* とカンピロバクター・コリ *Campylobacter coli* は，微好気性のグラム陰性らせん状の桿菌で動物の腸管に生息する．加熱調理が不十分な鶏肉などを起因食品として，感染型食中毒を起こす．運動麻痺などを呈する難病であるギラン・バレー症候群を合併症として起こすことがある．

解 答 と 解 説　1　○　胃がん患者の90％がヘリコバクターの感染を受けているといわれる．

2 ○ マクロライド系薬のクラリスロマイシンとβラクタム系薬のアモキシシリンが抗菌薬として使用される．プロトンポンプ阻害剤のランソプラゾール，またはオメプラゾールは，胃酸の分泌を止めて，抗菌薬の作用を助ける．

3 ○ ヘリコバクターはウレアーゼにより胃粘膜中の尿素を分解してアンモニアを産生する．

$$(NH_2)_2CO + H_2O \longrightarrow 2NH_3 + CO_2$$

4 ○ わずかに酸素を要求する微好気性のグラム陰性らせん状の桿菌である．

5 × 鶏肉を起因食品として感染型食中毒を起こすのは，カンピロバクター・ジェジュニ，カンピロバクター・コリである．

正解 5

◆確認問題◆

次の文の正誤を判別し，○×で答えよ．

□□□ 1 ヘリコバクターに感染すると，必ず胃潰瘍などを発症する．
□□□ 2 ヘリコバクターは，家族内で感染することがある．
□□□ 3 ヘリコバクター感染は，呼気を使用した検査により確定診断できる．
□□□ 4 ヘリコバクターの感染者は，日本では増加傾向にある．
□□□ 5 カンピロバクター・ジェジュニは，家畜や家禽の腸内常在菌である．
□□□ 6 カンピロバクター食中毒の発生件数は，日本では少ない．
□□□ 7 ギラン・バレー症候群とカンピロバクター感染の関係が疑われている．

正解と解説

1 × ヘリコバクター感染者の一部が胃潰瘍などを発病する．感染に加えて生活習慣などが発病に関連すると考えられる．

2 ○ 糞便中のヘリコバクターが，口から感染する糞口感染が有力視されている．このため家族内に感染者がいると，他の家族にも感染が広がる．

3 ○ 患者に ^{13}C 標識尿素を経口投与した時に，感染があれば呼気中に ^{13}C 標識二酸化炭素が排出される．

4 × 増加傾向は見られない．日本では，衛生環境が整った時代に出生した若年者

		では，保有率は25％以下で低い．一方，50歳以上では50％を超える．
5	○	ウシ，ウマ，ブタなどの家畜やニワトリなどの家禽，イヌ，ネコなどのペットの腸内や生殖器などに生息する．
6	×	わが国ではサルモネラ，腸炎ビブリオなどとともに，重要な食中毒起因菌である．主に加熱不十分な鶏肉が原因になることが多い．
7	○	ギラン・バレー症候群患者の10～30％が C. jejuni に対する抗体を保有し，この抗体が神経細胞に分布するガングリオシドに交差反応して，自己免疫病として発症するといわれている．

SBO 48
到達目標 抗酸菌の細菌学的特徴とそれが引き起こす疾患について概説できる．

【抗酸菌の細菌学的特徴】

> **問題 48.1** 抗酸菌に関する正しい記述はどれか．
> 1 グラム陰性桿菌である．
> 2 莢膜をもっている．
> 3 脂質に富む細胞壁をもつ．
> 4 鞭毛をもつ．
> 5 嫌気性菌である．

重要事項 抗酸菌は，結核菌を含むマイコバクテリウム *Mycobacterium* 属に属する細菌のグループの総称である．これらの菌は，長鎖（炭素数80以上）の分岐脂肪酸であるミコール酸を含む脂質に富む細胞壁をもつため，染色されにくいが，一度染色されると，酸，アルコール，煮沸などに抵抗性（抗酸性）を示す．

　マイコバクテリウム属には，100を超す菌種の存在が知られており，そのうち約半数はヒトに病原性を示す．それらは大きく結核菌群，非結核性（非定型）抗酸菌，らい菌に分類される．表48.1に代表的な病原性抗酸菌を示す．

表 48.1 主な病原性抗酸菌

抗酸菌	結核菌群	*M. tuberculosis*, *M. bovis* *M. africanum*, *M. microti*
	非結核性（非定型）抗酸菌	*M. kansasii*, *M. marinum* *M. scrofulaceum* MAC（*M. avium*, *M. intracellulare*） *M. fortuitum*, *M. abscessus*
	らい菌	*M. leprae*

　結核菌群のうち，わが国で結核症の原因菌として分離されるのは，ほとんどが *M. tuberculosis*（ヒト型結核菌）である．非結核性抗酸菌は結核菌群以外の培養可能な抗酸菌である．*M. avium* と *M. intracellulare* は生化学的性状が類似しているため，MAC（*M. avium* complex）と呼ばれる．らい菌は，アルマジロやヌードマウスに接種して増殖させることに成功しているが，合成培地や細胞培養系などでの人工培養ができていない抗酸菌である．

解答と解説　
1　×　脂質に富む細胞壁のためグラム染色では染まりが悪いが，グラム陰性菌とは異なり外膜を欠き，グラム陽性菌である．長さ2〜4μm，幅0.3〜0.6μmの桿菌である．しばしば多形態性を示す．
2　×　莢膜をもたない．
3　○　ミコール酸など多量の脂質を含み，ロウ状で疎水性に富む．
4　×　鞭毛をもたず，非運動性である．
5　×　増殖するのに酸素を必要とする，偏性好気性菌である．

正解　3

【結核菌が引き起こす疾患】

> **問題 48.2** 結核菌による感染症に関する正しい記述はどれか．
> 1 食器など，物品を介して引き起こされることがほとんどである．
> 2 初感染では，細胞性免疫応答により治癒する．
> 3 化学療法により数日で治療することが可能である．
> 4 日本では，毎年2千～3千人が結核に罹患する．
> 5 世界では，毎年10万～20万人が結核により死亡する．

重要事項 結核菌は，全身のあらゆる臓器で結核病変を起こすが，肺結核が最も多い．初感染は通常初期感染巣などに限局され，拡大することなく見かけ上治癒する．免疫応答が不十分な宿主では肺結核として発症する．肺における病巣内容は喀出され空洞になり，結核菌は咳・喀痰とともに外界に排出する（開放性結核）．さらに血行性，リンパ行性に全身臓器へ伝播され，二次病変をつくる（二次結核）．抵抗力の弱い乳幼児などでは初感染で全身に急性粟粒結核を発症し，死に至ることがある．

解答と解説
1 × 結核患者の咳などによって飛散する飛沫核に含まれる結核菌の吸入による空気感染である．
2 ○ 肺に初感原発巣と局所リンパ節巣が形成されるが，多くは免疫の発現により石灰沈着を残して治癒する．
3 × 結核菌のように増殖の遅い菌に対する化学療法では，長い治療期間を要する．また結核菌の耐性化を最小限に抑えるため，抗結核薬を2剤以上併用するのが鉄則である．
4 × 年間約3万人が結核の新患者として登録されており，年間約2千人が結核で死亡している．これは先進諸国と比べると高く，日本は結核の「中蔓延国」とされている．こうした事態を受けて1999年に厚生省は「結核非常事態宣言」を出した．
5 × 全世界で人口の1/3がすでに結核感染を受けている．その

中から，毎年800万〜1,000万人が発病し，200万〜300万人が死亡している．

正解 2

◆確認問題◆

次の文の正誤を判別し，○×で答えよ．

□□□ 1 結核菌は細胞壁にミコール酸を含む．
□□□ 2 結核菌の1世代時間は約20分である．
□□□ 3 結核菌は，マクロファージなどの食細胞中で増殖できる．
□□□ 4 結核菌は，喀痰とともに乾燥させると，数か月間またはそれ以上生育可能である．
□□□ 5 結核菌は，日光に弱く，培養菌は20〜30分で死滅する．
□□□ 6 結核菌は，肺以外にもさまざまな臓器で病変を引き起こす．
□□□ 7 結核患者の95%以上は，65歳以上の高齢者である．
□□□ 8 ナイアシン試験は結核菌と他の抗酸菌を鑑別する試験項目として広く実施されている．
□□□ 9 ツベルクリン反応は，結核菌のタンパク質成分に対して起こる遅延型アレルギー反応である．
□□□ 10 結核の予防に，BCG生ワクチンが使われている．
□□□ 11 結核の化学療法の際，患者の服薬を直接確認することが推奨される．
□□□ 12 非結核性抗酸菌は，塵埃，土壌，水などの自然界に広く分布している．
□□□ 13 非結核性抗酸菌感染症は，抗酸菌症全体の約20%を占める．
□□□ 14 らい菌は，ハンセン病の原因菌である．
□□□ 15 らい菌は，小川培地など卵培地で培養可能である．
□□□ 16 らい菌の潜伏期間は，数日である．
□□□ 17 らい菌感染症により，わが国では毎年数千人の新患者が発生している．

正解と解説

1 ○ 寒天培地で増殖させると，疎水性でざらざらしたように見えるR(rough)型の集落（コロニー）を形成する．液体培地で増殖した菌塊は，曲がったひも状またはコード状形態を形成する．コード形成を促す物質はミコール酸2分

		子がトレハロースに結合したものであり，コード因子と呼ばれる．
2	×	結核菌は，増殖速度が遅く，世代時間は約20時間である．小川培地などの卵培地上で集落を形成するのに通常3～4週間かかる．
3	○	抗酸菌は細胞内寄生菌である．
4	○	温度抵抗性も強い．培養菌は60℃で30分，70℃で5分，100℃で1分は耐える．牛乳や喀痰中ではさらに強く抵抗できる．消毒剤抵抗性も強く，5%クレゾール液や純アルコールに5分間それぞれ耐える．
5	○	紫外線の作用により死滅する．
6	○	肺結核の発生が最も多いが，他にリンパ節，胸膜，骨・関節，髄膜，消化管などに病変を形成する．
7	×	結核感染者の半数は65歳以上の高齢者であるが，20～30歳代も15～20%発病している．最近の傾向として，感染者がますます高齢化している一方で，若者（20歳代）の結核感染者が増加している．
8	○	結核菌はナイアシンを大量に産生するが，他のほとんどの抗酸菌はナイアシンを産生しない．
9	○	ツベルクリン反応を利用し，結核の診断に用いることができる．
10	○	BCGワクチンは，*M. bovis*（ウシ型結核菌）の実験室継代培養を繰り返して弱毒化した生ワクチンである．
11	○	患者の服薬を直接確認し，確実な治療と耐性菌発生抑制を目的としてWHOはDOTS戦略（directly observed treatment, short-course：直接監視下短期治療）を打ち出した．結核治療の鍵となるイソニアジドとリファンピシンに耐性を獲得した多剤耐性結核は治療困難である．さらに多くの抗菌薬に耐性を示す超多剤耐性結核は，ほぼ治療不可能である．
12	○	非結核性抗酸菌は自然界に広く分布する．一般に結核菌より病原性は低く，日和見感染的な性格が強い．ヒトからヒトへの直接的な感染が起こる可能性は低いが，免疫不全による易感染患者が多い病院内では注意を要する．
13	○	非結核性抗酸菌症によるものは約2割である．そのうち，7～8割がMACによるもので，1～2割が*M. kansasii*によるものである．
14	○	ハンセン病は，体の末梢神経が麻痺し，皮膚がただれたような状態になるのが特徴で，その外見から歴史的に差別・偏見の対象となった病気である．らい菌は，皮膚，神経，粘膜に増殖性炎症を起こすが，伝染力は非常に弱い．
15	×	人工培養（合成培地や細胞培養系など）できない．

16 × 潜伏期は平均2〜7年と極めて長く，ほとんどが不顕性感染で，一部が発症するに過ぎない．

17 × 年間発生数は10数例にとどまり，そのほとんどは外国で過ごしたことのある在日外国人によるものである．

SBO 49
到達目標 スピロヘータ，マイコプラズマ，リケッチア，クラミジアの微生物学的特徴と それが引き起こす代表的な疾患について概説できる．

【スピロヘータ，マイコプラズマ，リケッチア，クラミジアの微生物学的特徴】

問題 49.1 細胞壁を完全に欠如するが，人工培養可能なものはどれか．
 1 スピロヘータ
 2 マイコプラズマ
 3 リケッチア
 4 クラミジア
 5 結核菌

重要事項 スピロヘータ，マイコプラズマ，リケッチア，クラミジアは，いずれも細菌に分類されるが，増殖，形態，代謝，細胞構造などの点で一般細菌と異なる部分がある（→ SBO 5 の表 5.1（p.17）参照）．

解答と解説
1 × 細胞壁をもつ．菌種により人工培養可能なものと成功していないものがある．スピロヘータは細長いらせん状の特異な形態をとるが，細胞壁は存在する．
2 ○ 細胞壁を完全欠如している．人工培養可能である．
3 × 発疹チフスリケッチア，日本紅斑熱リケッチアは細胞壁をもつが，ツツガムシ病リケッチアは，もたないなど種によって異なる．偏性細胞内寄生性で人工培養は不可能である．
4 × 細胞壁をもつ．偏性細胞内寄生性で人工培養は不可能であ

る．

5 ×　細胞壁をもつ．人工培養可能である．

正解　2

【スピロヘータ，マイコプラズマ，リケッチア，クラミジアが引き起こす代表的な疾患】

> **問題 49.2**　日本では若年者で患者が増加しており，男性では前立腺炎や副睾丸炎，女性では不妊，流・早産の原因となる性行為感染症病原体はどれか．
> 1　クラミジア・トラコマチス *Chlamydia trachomatis*
> 2　オウム病クラミジア *Chlamydophila psittaci*
> 3　梅毒トレポネーマ *Treponema pallidum*
> 4　オリエンチア・ツツガムシ *Orientia tsutsugamushi*
> 5　ヒト免疫不全症ウイルス human immunodeficiency virus（HIV）

重要事項　スピロヘータ感染症としては性行為感染症 sextually transmitted disease（STD）である梅毒，リケッチア感染症ではダニ媒介性感染症であるツツガムシ病や日本紅斑熱が重要である．クラミジア感染症は，飛沫感染によるオウム病，クラミジア肺炎と性行為感染症である性病クラミジア（一部の血清型は眼に感染してトラコーマを起こす）に大別できる．マイコプラズマは肺炎の起因菌としては肺炎球菌の次に頻度が高い．

4.1 代表的な感染症

表 49.1 スピロヘータ，マイコプラズマ，リケッチア，クラミジアとその引き起こす感染症の特徴

病原体分類と特徴	病名（病原体名）	感染経路	症状	媒介者・保有体・感染源など
スピロヘータ らせん状細菌 梅毒トレポネーマ：人工培養できない	梅毒（*Treponema pallidum*）	性行為	硬性下疳，ゴム腫，中枢神経障害	ヒト
	ライム病（*Borrelia burgdorferi*）	ベクターによる経皮感染	遊走性紅斑，関節炎	マダニ
	レプトスピラ症（*Leptospira interrogans*）	経皮感染，経口感染	発熱，黄疸，タンパク尿	げっ歯類など
リケッチア 偏性細胞内寄生性 人工培地培養（−） ベクター必要	ツツガムシ病（*Orientia tsutsugamushi*）	ベクターによる経皮感染	発熱，発疹，播種性血管内凝固症候群	ツツガムシ
	日本紅斑熱（*Rickettsia japonica*）	ベクターによる経皮感染	発熱，発疹，播種性血管内凝固症候群	マダニ
クラミジア 偏性細胞内寄生性 人工培地培養（−） ベクター不必要 基本小体と網様体の2形態	性器クラミジア症（*Chlamydia trachomatis*）	性行為	非淋菌性尿道炎，副睾丸炎，子宮頸管炎	ヒト
	トラコーマ（*Chlamydia trachomatis*）	経粘膜感染（眼）	結膜炎	ヒト
	オウム病（*Chlamydophila psittaci*）	吸入感染	肺炎	鳥
	クラミジア肺炎（*Chlamydophila pneumoniae*）	吸入感染	肺炎	ヒト
マイコプラズマ 細胞壁（−） 人工培地培養（+）	マイコプラズマ肺炎（*Mycoplasma pneumoniae*）	吸入感染	異型肺炎	ヒト

解答と解説

1 ○ 性器クラミジア病原体で性行為を介して感染する．日本では感染者が急増中である（若年層を中心に600万人）．

2 × オウム病病原体で鳥の糞便から飛沫感染し，呼吸器感染症を引き起こす．

3 × スピロヘータの一種で性行為を介して感染する．現在の患者数は1000人以内である．

4 × ダニ媒介性リケッチアの1種である．年数百～1000人程度の患者が発生している．

5 × 性行為を介して感染するレトロウイルスである．世界的に患者が増加している．免疫不全症を呈する．

正解 1

◆確認問題◆

次の文の正誤を判別し，○×で答えよ．

□□□ **1** 梅毒の病原体は，スピロヘータの一種である．
□□□ **2** クラミジアは感染にベクターを必要とする．
□□□ **3** マイコプラズマは細胞壁を完全に欠如するため，βラクタム薬に感受性である．
□□□ **4** 日本紅斑熱病原体は，リケッチアの一種であり感染にベクターを必要とする．
□□□ **5** クラミジアは，素材の合成とその集合により増殖する．
□□□ **6** 肺炎クラミジアは，鳥の糞便中に排泄され，その飛沫を介してヒトへ感染する．
□□□ **7** レプトスピラは，リケッチアの一種で感染にマダニなどのベクターを必要とする．
□□□ **8** 性病クラミジアは，感染すると粘膜などの局所から全身へと感染を広げ，内臓のゴム腫を呈し，最終的には中枢神経まで感染を広げる．
□□□ **9** ツツガムシ病は，ダニの一種であるツツガムシの刺咬により感染する．
□□□ **10** 異型性肺炎の代表的な起因病原体として，肺炎マイコプラズマがある．

正解と解説

1 ○ 梅毒はスピロヘータの一種である梅毒トレポネーマにより引き起こされる．
2 × クラミジアは偏性細胞内寄生性細菌で基本小体と網様体の二形態をとる．基本小体は環境中でも安定な細胞構造であり，感染にベクターを必要としない．
3 × 細胞壁を欠くマイコプラズマは，細胞壁合成阻害を機序とするβラクタム薬に抵抗性である．
4 ○ 日本紅斑熱はマダニが媒介するリケッチアの一種により引き起こされる．
5 × クラミジアは偏性細胞内寄生性で人工培地での培養は不可能であるが，二分裂で増殖する細菌の一種．素材の合成と集合で増殖するのは，ウイルスである．
6 × 肺炎クラミジアの感染源は鳥ではなくヒトである．ヒトからヒトへと飛沫感染する．
7 × レプトスピラはスピロヘータの一種で，ネズミなどの感染動物尿中に排出さ

8	×	この記述に適合するのはスピロヘータの一種である梅毒トレポネーマである．
9	○	リケッチアの一種である *Orientia tsutsugamushi* による．ダニの一種であるツツガムシの吸血により感染し，発疹や発熱などを呈する．
10	○	マイコプラズマ肺炎は，X線撮影で肺の炎症所見がみられるが，胸部の聴打診所見に乏しいことから異型肺炎（原発性非定型肺炎）とも呼ばれる．

SBO 50
到達目標 真菌（アスペルギルス，クリプトコックス，カンジダ）の微生物学的特徴とそれが引き起こす代表的な疾患について概説できる．

【真菌症】

> 問題 50.1 主としてヒトの常在真菌によって引き起こされる日和見感染症はどれか．
> 1 カンジダ症
> 2 クリプトコックス症
> 3 白癬
> 4 アスペルギルス症
> 5 皮膚糸状菌症

重 要 事 項 真菌感染症は感染部位によって，「深在性真菌症」と「表在性真菌症」に大別される．前者は肺等の深部臓器・組織が侵され，全身へと播種していく場合もある．多くはAIDSや臓器移植患者等のいわゆる易感染性宿主に日和見感染として発症するため予後は極めて悪く，患者の約40～80%は死亡する．発症率ではアスペルギルス症およびカンジダ症で大部分を占める．他にクリプトコックス症がある．表在性真菌症は感染が皮膚の表層，爪や毛髪に限局するもので，白癬や表在性カンジダ症が代表である．代表的な真菌症とその原因菌を表50.1にまとめた．

表 50.1　代表的な真菌症とその原因菌の特徴

	アスペルギルス症	カンジダ症	クリプトコックス症	白癬（皮膚糸状菌症）
主な病原菌	*Aspergillus fumigatus* *Aspergillus flavus*	*Candida albicans* *Candida glabrata*	*Cryptococcus neoformans*	*Trichophyton rubrum* *Trichophyton mentagrophytes*
原因菌の形態	菌糸型	酵母型 一部は菌糸型も呈する （二形性真菌）	酵母型	菌糸型
生息環境	土壌等，広く環境中に存在	腸管，口腔，皮膚や腟の常在菌	鳥類の糞	皮膚，爪，毛髪
感染部位	肺（大部分）	各種臓器，皮膚，食道，口腔，眼等	中枢神経，肺	皮膚，爪，毛髪
病型	深在性真菌症 表在性真菌症（まれ）	深在性真菌症 表在性真菌症	深在性真菌症 表在性真菌症（まれ）	表在性真菌症

解答と解説

1　○　カンジダ菌は，腸管，口腔，皮膚あるいは子宮粘膜等に常在しており，通常は無害であるが易感染性状態になると日和見感染としてカンジダ症に進展することがある．

2　×　環境中のクリプトコックスを吸入し，これが肺から髄膜に達すると髄膜炎に進展する．これはクリプトコックス感染症患者の約 80～90％ を占める．

3　×　白癬菌が皮膚，爪や毛髪に定着・侵入して白癬に進展する．ヒト－ヒトあるいは動物－ヒト間で伝播する．

4　×　環境中のアスペルギルスが経気道的に侵入し発症する．

5　×　皮膚糸状菌症と白癬は同義語である．

正解　1

【アスペルギルス症】

> **問題 50.2** アスペルギルス症およびその原因菌に関する次の記述のうち，正しいものはどれか．
> 1 アスペルギルス症は環境中のアスペルギルスが原因となる．
> 2 アスペルギルス症の最好発臓器は消化管粘膜である．
> 3 アスペルギルスの形態は酵母型である．
> 4 アスペルギルスはヒトの常在菌である．
> 5 アスペルギルスはエンテロトキシンを分泌する．

重要事項 わが国におけるアスペルギルス症の発症率は，深在性真菌症の中では第1位である．アスペルギルスは環境中（土壌，空気中等）に広く存在し，それが経気道的に侵入して発症する．本菌は空気伝播しやすいので，骨髄移植患者等の免疫が抑制している患者の病室ではHEPAフィルターの導入が必要である．

解答と解説
1 ○ 環境中のアスペルギルスが経気道的に生体に侵入し，上気道または肺に一次感染巣をつくる．
2 × 最好発臓器は肺である．
3 × 代表的な病原真菌の中では，アスペルギルスや白癬は菌糸型を，カンジダやクリプトコックスは酵母型を呈する
4 × アスペルギルスは環境中に存在している真菌であり，ヒトには常在していない．
5 × アスペルギルスを含めて病原真菌は強力な毒素を生体内では産生しない．

正解 1

◆確認問題◆

次の文の正誤を判別し，○×で答えよ．
□□□ 1 アスペルギルス症の発症予防には生ワクチンが有効である．

4. 感染症にかかる

☐☐☐ 2 アスペルギルス症の感染様式は主として接触伝播である．
☐☐☐ 3 アスペルギルスは空気中に浮遊している．
☐☐☐ 4 カンジダ菌は表在性感染症の原因となることもある．
☐☐☐ 5 カンジダ症の多くは接触感染により伝播する．
☐☐☐ 6 クリプトコックス症の典型的な病型は髄膜炎である．
☐☐☐ 7 わが国おけるクリプトコックス症の原因菌は主として鳥類の糞中に存在している．
☐☐☐ 8 白癬は人獣共通感染症である．
☐☐☐ 9 白癬は家族内感染を起こすことがある．
☐☐☐ 10 好中球減少症は多くの深在性真菌症のリスク因子となる．

正解と解説

1 × アルペルギルス症を含めて真菌症に対するワクチンは未だ開発されていない．
2 × 環境中のアスペルギルスを吸入することにより発症する．院内感染は空気伝播による．
3 ○ このため高度に免疫が抑制している移植患者等の病室にはHEPAフィルターを設置して感染防止策を講ずるべきである．
4 ○ カンジダ菌は皮膚にも常在しているため，表在性カンジダ症を引き起こすことがある．
5 × カンジダ症は腸管，口腔，皮膚や腟に常在しているカンジダ菌により日和見感染として発症する．
6 ○ クリプトコックス症患者の多くは中枢神経系に主病巣がつくられ，髄膜炎に進展する．他に肺クリプトコックス症がある．
7 ○ 鳥類の中でも特にハト糞中に多く存在する．オーストラリアにおけるクリプトコックス症の原因菌はユーカリの葉に存在している．
8 ○ 白癬に感染した動物との直接接触により感染することもある．
9 ○ 白癬に感染した家族（同居人）との直接接触により感染することも多い．
10 ○ その他に悪性腫瘍やAIDS等の細胞性免疫不全がある．

SBO 51

到達目標 代表的な原虫，寄生虫の代表的な疾患について概説できる．

【代表的原虫感染症】

> **問題 51.1** 熱帯を中心に全世界で 3 ～ 5 億人が感染し，150 万人以上の死者が出ており，病原体は蚊によって運ばれる疾患はどれか．
> 1 マラリア
> 2 結核
> 3 天然痘
> 4 コレラ
> 5 AIDS

重要事項 寄生虫には，単細胞真核生物である原虫（＝原生動物）と多細胞真核生物である蠕虫がある．衛生環境の整った今日の日本では，寄生虫症の発生は多くはない．しかしその一方で，世界的には開発途上国を中心として，未だ重要な感染症として位置づけられている．原虫は細菌に比べはるかに大型で，運動性のある従属栄養の動物性単細胞真核生物である．環境の変化により，抵抗力の強い感染性の囊子（シスト cyst）に形を変える．重要な寄生虫感染症を表 51.1 に示した．

表 51.1　主な人体寄生虫感染症の特徴

寄生虫分類	原虫分類	疾患名	感染経路	症状	媒介者・保有体・感染源など
原虫	根足虫類	アメーバ赤痢	シストの経口感染	粘血便，下痢，肝膿瘍	ヒト
		アカントアメーバ角膜炎	接触感染	角膜炎，脳炎	コンタクトレンズ
	鞭毛虫類	ジアルジア症	シストの経口感染	下痢，胆嚢炎，胆管炎	ヒト，イヌ，ビーバーなど哺乳類，鳥類
		腟トリコモナス症	性行為	腟炎，尿道炎	ヒト
	胞子虫類	クリプトスポリジウム症	オーシストの経口感染	水様下痢	哺乳類
		トキソプラズマ症	シスト，オーシストの経口感染，胎盤感染	網脈絡膜炎，脳炎，流産，早産，死産，水頭症	ブタ，ヒツジ，イヌ，ネコ，ヤギなど
		マラリア	ハマダラカの刺咬	発熱，貧血，脾腫，脳症	ハマダラカ
蠕虫	多包条虫	エキノコックス症	虫卵の経口感染	肝腫大，黄疸，腹水貯留	キタキツネなどイヌ科動物
	アニサキス	アニサキス症	幼虫の経口感染	激しい胃痛，嘔吐	サバなどの魚介類の生食
	蟯虫	蟯虫症	虫卵の経口感染	肛門の痒み，腹痛，下痢	ヒト

解答と解説

1　○　マラリアは，ハマダラカを媒介者とする最大の原虫感染症である．熱帯・亜熱帯地域を中心に流行が続いている．

2　×　結核は飛沫核感染し，肺結核などを起こす．死者数では肺炎，エイズともに世界の3大感染症の1つである．

3　×　天然痘は，世界保健機関（WHO）の「世界天然痘根絶計画」により，1977年ソマリアの患者を最後に報告はない．

4　×　コレラは，コレラ菌に汚染された水や食物を感染原因とする腸管感染症の1つである．アジア南部ではコレラが常在し，流行が繰り返されている．

5　×　後天性免疫不全症候群（AIDS）は性行為で感染し，全世界で患者が増加している．日本でも男性同性愛者で感染者が増加している．

正解　1

◆確認問題◆

次の文の正誤を判別し，○×で答えよ．
□□□ 1 アニサキスは，キタキツネなどの糞便を介して経口的に感染し，肝臓腫大などを引き起こす．
□□□ 2 クリプトスポリジウム原虫は，塩素消毒に抵抗性を示す．
□□□ 3 アカントアメーバは，飲料水や食品などを介して感染し，下痢や肝膿瘍を起こす．
□□□ 4 蟯虫は，現在わが国で最も感染率の高い蠕虫症である．
□□□ 5 エキノコックスは，糞便中に排出され経口感染し，下痢を主徴とする急性感染を起こす．

正解と解説

1 × この設問に適合する病原体は，蠕虫の一種であるエキノコックスである．アニサキスが寄生するサバ，アジ，イカ等の魚介類を生で摂取すると，これが胃壁や腸壁に穿入して激しい腹痛と嘔吐を起こす．
2 ○ クリプトスポリジウム原虫のオーシスト（卵嚢子）は塩素消毒に抵抗性である．このため，適正に消毒された水道水でも大規模感染が起こることがある．
3 × この記述に適合する病原原虫は赤痢アメーバである．アカントアメーバは，汚染水などを介して角膜炎を起こす．コンタクトレンズ使用者の増加により，患者数も増加している．
4 ○ 蟯虫卵を経口摂取して感染する．雌は就寝時に肛門付近に卵を産み，かゆみを引き起こす．
5 × エキノコックスは蠕虫の一種で，イヌやキツネの小腸に寄生する．ヒトは糞便中の虫卵を含む飲食物等を経口摂取して感染を受け，致死的肝機能障害を起こす．

SBO 52
到達目標 プリオン感染症の病原体の特徴と発症機序について概説できる．

【プリオンの特徴】

> **問題 52.1** プリオン感染症の病原体の特徴として正しいものはどれか．
> 1 ウイルスの一種である．
> 2 血管内皮に蓄積する．
> 3 α-ヘリックス構造を主体とする．
> 4 タンパク質分解酵素により消化されない．
> 5 121℃，15分の高圧蒸気滅菌で不活化できる．

重要事項 プリオン病は脳の海綿状神経変性を特徴とする伝播性脳疾患で，ヒトのプリオン病はクロイツフェルト・ヤコブ病 Creutzfeldt-Jacob disease（CJD）と呼ばれる．病原因子は，タンパク質性感染粒子（プリオン prion）である．正常な個体の神経細胞に多く発現する正常プリオンタンパク質が異常プリオンタンパク質へと構造を変化させて，それがアミロイド繊維状に脳内に蓄積することが発病原因と考えられている（表52.1）．潜伏期間が平均12年程度と長く，発病すると100％死亡する．

表 52.1 プリオンの特徴

	正常プリオン PrP^C	異常プリオン PrP^{SC}
立体構造モデル	←α-ヘリックス	↑β-シート
二次構造		
α-ヘリックス	42%	30%
β-シート	3%	43%
タンパク質分解酵素抵抗性	なし	あり
熱処理抵抗性	なし	あり
感染性	なし	あり

(スタンダード薬学シリーズ　生物系薬学　Ⅲ生体防御,東京化学同人より)

解答と解説

1 × 病原因子は,タンパク質からなる感染粒子プリオンである.

2 × 主にプリオンタンパク質は神経組織に多く発現することから,異常プリオンタンパク質は神経に蓄積する.

3 × 正常プリオンタンパク質はα-ヘリックス構造を主体とするが,構造変化が起こった異常プリオンタンパク質ではβ-シート構造が主体となっている.

4 ○ 異常プリオンタンパク質は,タンパク質分解酵素や熱に対してきわめて強い抵抗性を示す.タンパク質分解酵素の一種であるプロテネースK消化に対する感受性の違いを利用して,正常と異常プリオンタンパク質の鑑別が可能である.

5 × 通常の高圧蒸気滅菌(121℃,15分,2気圧)では,不活化せず,133℃,3気圧,20分の過酷な条件下で初めて不活化する.

正解　4

◆確認問題◆

次の文の正誤を判別し，○×で答えよ．

□□□ 1 ヒトのプリオン病の一種として，スクレーピーがある．
□□□ 2 ウシ海綿状脳症は，ウシの感染症であり，ヒトに伝染することはない．
□□□ 3 プリオン病の発病原因としては，摂食行為がほとんどである．
□□□ 4 日本では医療用脳乾燥硬膜移植を介して，プリオン病が起こったことがある．
□□□ 5 プリオンは急性感染を起こす．
□□□ 6 わが国では食用牛については，特定危険部位が除去されていれば，プリオンの検査を行う必要がない．
□□□ 7 日本では，BSEが発生した1980〜1996年の間に1日以上英国に滞在したヒトからの献血を受けつけていない．
□□□ 8 異常プリオンの増殖は，異常プリオンタンパク質遺伝子の発現が誘導されることで起こる．

正解と解説

1 × スクレーピーはヒツジのプリオン病である致死性慢性運動失調症である．
2 × ウシ海綿状脳症（BSE，いわゆる狂牛病）に感染したウシの肉などをヒトが食べることで新型クロイツフェルト・ヤコブ病（vCJD）が発生した．
3 × 発症原因から，孤発性，家族性（遺伝性），感染性（摂食行為や医療行為による）プリオン病に分けられる．多くは原因が不明の孤発性である．
4 ○ 日本では異常プリオンに汚染された脳乾燥硬膜を移植された患者で，プリオン病が発生し裁判となった（薬害ヤコブ病）．
5 × プリオン病の潜伏期間は平均12年程度と長く，発病すると100%死亡する．
6 × プリオンが多く分布する特定危険部位（舌，頬肉を除く頭部，扁桃，脊髄，脊柱，回腸遠位部）の除去を行うだけでなく，BSEの全頭検査が行われている．
7 ○ 白血球を介したプリオン病の伝染を回避するため，英国に1980〜1996年の間に1か月以上，または1997〜2004年の間に，6か月以上滞在した人からの献血を受けつけていない．

8 × 正常プリオンタンパク質が，異常プリオンタンパク質の働きで，異常型へと構造が変化し，異常プリオンタンパク質が蓄積していくといわれている．増殖モデルとしては，ダイマーモデルとシード形成モデルがある．

4.2 ◆ 感染症の予防

SBO 53
到達目標 院内感染について，発生要因，感染経路，原因微生物，およびその防止対策を概説できる．

【院内感染の防止対策】

> **問題 53.1** 感染経路別予防策に関する記述で正しいものはどれか．
> 1 空気感染予防策では，患者を陽圧に維持された個室に隔離する．
> 2 空気感染予防策では，患者に高性能のろ過マスク（N95マスク）を着用させる．
> 3 飛沫感染予防策では，医療従事者は患者のケアを行う際に外科用マスクや紙マスクを着用する．
> 4 「呼吸器衛生・咳エチケット」は，医療従事者が実施する飛沫感染予防策の1つである．
> 5 接触感染予防策で最も基本的な方策は，感染症の患者を個室隔離することである．

重要事項 院内感染発生要因には「感染源，感染経路，感受性宿主（感染の3要素）」があり，その基本的防止対策として表53.1の項目を理解しておく．

表 53.1

対策	適用	実施する方策
標準予防策	感染症の有無にかかわらず,すべての患者の血液,体液,分泌物,排泄物,膿など湿性生体物質(汗を除く),創のある皮膚,粘膜に適用.	手指衛生,手袋,マスク,ガウンなどによる防護,環境対策,リキャップ禁止,呼吸器衛生・咳エチケット
感染経路別予防策	空気感染予防策 　飛沫核感染する病原体に適用(結核菌,麻疹ウイルス,水痘・帯状疱疹ウイルス)	病室の陰圧維持,高性能ろ過マスク着用など
	飛沫感染予防策 　直径5μm以上の飛沫粒子(通常の飛距離は1m程度)で感染する病原体に適用(マイコプラズマ,肺炎球菌,インフルエンザウイルス,風疹ウイルスなど)	患者配置(通常,空調対策は不要,個室不可の場合は患者ベッド間を2m以上離しカーテンで仕切る),(外科用または紙)マスク着用など
	接触感染予防策 　MRSA,VRE,緑膿菌,クロストリジウム・ディフィシルなどに適用	手指衛生の徹底,必要に応じた防護衣の着用など

　院内感染防止対策の基本は,①感染源の除去,②感染経路の遮断,③易感染者の感染防御能の増強に要約され,表に示した標準予防策と感染経路別予防策は,②の感染経路の遮断に該当する.①の方策として病院内の環境整備,医療廃棄物の適正処理など,また③の方策としては,易感染者へのワクチン接種などがあげられる.

解答と解説

1　×　病原体が室外に伝播しないように,陰圧個室に隔離する.
2　×　N95マスクを着用するのは,患者のケアに当たる医療従事者である.
3　○　通常の飛沫感染の予防には外科用または紙マスクでよい.
4　×　「呼吸器衛生・咳エチケット」は,医療従事者,患者,見舞客など,すべての人が実施すべき感染予防策である.
5　×　標準予防策に加えて手指衛生の徹底や,必要に応じたマスク,ガウンなどの着用が最も基本的な方策.個室隔離は可能であれば実施する.

正解　3

◆確認問題◆

次の文の正誤を判別し，○×で答えよ．

□□□ **1** 標準予防策は，感染症の患者のケアを行う際に実施する．

□□□ **2** 標準予防策では，血液・体液などの湿性生体物質を感染性のあるものとして取り扱う．

□□□ **3** 空気感染予防対策が必要な病原体として，結核菌，麻疹ウイルス，風疹ウイルスなどがあげられる．

□□□ **4** カテーテル関連感染の予防には，頻回に新しいカテーテルに交換するのが効果的である．

□□□ **5** 院内感染症とは，病院内で接触した微生物により入院後48時間以降に起きた感染症をさす．

□□□ **6** セラチア菌，アシネトバクターなどの環境常在菌は，日和見感染の原因微生物として注意を払う必要がある．

□□□ **7** クロストリジウム・ディフィシルは環境中に常在する芽胞形成菌で，経口感染により腸管感染症を引き起こす．

□□□ **8** バンコマイシン耐性腸球菌（VRE）を健常者が保菌している場合，通常は無症状である．

正解と解説

1 ×　標準予防策は，感染症の有無にかかわらず，すべての患者のケアを行う際に実施する．

2 ○　創のある皮膚や粘膜にも適用される．

3 ×　結核菌，麻疹ウイルス，水痘・帯状疱疹ウイルスは飛沫核感染するため，空気感染予防策が必要となるが，風疹ウイルスには通常飛沫感染予防策を適用する．

4 ×　カテーテル関連感染の予防には，挿入時の無菌操作と，皮膚刺入部の管理が重要であり，中心静脈カテーテルや血液透析カテーテルは日常的には交換しない．

5 ○　感染源が病院内に存在すれば，退院後に発症した場合も院内感染とされ，また医療従事者が発症した場合も院内感染という．

6	○	緑膿菌とともに代表的な環境常在菌であり，抗菌薬にも耐性を示す場合が多く，注意すべき院内感染起因菌である．
7	×	クロストリジウム・ディフィシルは，ヒトの腸管内に常在し，広域スペクトルの抗菌薬長期投与などにより菌交代症として偽膜性大腸炎を起こす．
8	○	腸球菌は回腸や口腔，外陰部などからしばしば分離される常在性のグラム陽性球菌で，病原性は非常に弱い．健常者では腸管内にVREを保菌していても通常，無症状であるが，易感染患者では腹膜炎，肺炎，敗血症などの感染症を引き起こす場合がある．

日本語索引

ア

アイソタイプ 82
アカントアメーバ角膜炎 208
アザチオプリン 132
アシネトバクター 216
アジュバント 156
アスペルギルス症 204, 205
N-アセチルグルコサミン 7, 15
N-アセチルムラミン酸 7
アデノシンデアミナーゼ欠損症 125, 127
アナジー 94
アニサキス症 208
アフリカトリパノソーマ 136
D-アミノ酸 15
アメーバ赤痢 208
アラキドン酸代謝経路 116
アレルギー 61, 109
アロタイプ 87
Rプラスミド 21, 23
RNAウイルス 164

イ

鋳型説 58
異型肺炎 203
異常プリオンタンパク質 211
移植片対宿主病 130

I型アレルギー 110, 111
I型インターフェロン 136
I型糖尿病 121
一次応答 54, 144
一次リンパ組織 64
一酸化窒素合成酵素 72
遺伝子再構成 97
遺伝子伝達 21, 23
インターフェロン 46, 101, 102
インターロイキン 101, 104
インターロイキン-2 142
院内感染 214, 216
　予防策 215
インバリアント鎖 90
インフリキシマブ 142
インフルエンザウイルス 137, 166
インフルエンザワクチン 152
EBウイルス 162

ウ

ウィスコット・アルドリッチ症候群 125
ウィダール反応 191
ウイルス
　構造 32
　増殖 34
ウイルス感染 136
ウェスタンブロット 159
ウシ海綿状脳症 212
ウベニメクス 143

ウマ抗毒素血清 182

エ

エイズウイルス 137
エキソトキシン 26
エキノコックス症 208
エピトープ 156
エリスロポエチン 106
エルゴステロール 38
炎症 114
炎症作用 49
炎症性サイトカイン 103, 115
炎症メディエーター 62
エンテロトキシン 174
エンドサイトーシス 34
エンドソーム 73
エンドトキシン 26
エンベロープ 33
A型インフルエンザウイルス 167
A型肝炎ウイルス 164
ABCトランスポーター 90
Fプラスミド 21, 23
Fcγ受容体 72
H鎖 81
HAワクチン 168
L鎖 81
Mタンパク質 13, 154
MHC
　抗原提示 89
　構造と機能 87
MHCクラスI分子 139
MHCクラスII分子 69

日本語索引

MR ワクチン　152
N95 マスク　215
NADPH オキシダーゼ　72, 75
NK 細胞　52, 65
NK 受容体　139
NKT 細胞　96
X 連鎖無ガンマグロブリン血症　127, 125, 126

オ

黄色ブドウ球菌　134, 174
黄色ブドウ球菌エンテロトキシン　27
オウム病　201
オウム病クラミジア　16
オーシスト　209
オゾン層　3
オプソニン化　68
オプソニン作用　49, 86

カ

外毒素　26
開放性結核　196
化学的消毒法　41
化学的バリアー　46, 47
核酸　33
獲得免疫　43
ガス法　40
神奈川現象　187
加熱法　40
化膿レンサ球菌　176, 177
過敏症　109
カプシド　33
芽胞　8
顆粒球　65, 69
顆粒球コロニー刺激因子　106
顆粒球マクロファージコロニー刺激因子　106
環境常在菌　217

カンジダ菌　136, 204
カンジダ症　204
感受性宿主　214
関節リウマチ　120
感染経路　214
感染源　214
カンピロバクター・コリ　192
カンピロバクター・ジェジュニ　192
ガンマ線　42
顔面蝶型紅斑　123

キ

寄生虫　136, 207
急性糸球体腎炎　179
狂牛病　212
共刺激　94
胸腺　64
蟯虫症　208
莢膜　8
拒絶反応　129
ギラン・バレー症候群　192
キラー T 細胞　69
菌交代症　19

ク

空気感染予防策　215
クッパー細胞　75
クラススイッチ　97
クラミジア　16, 199
クラミジア感染症　200
クラミジア肺炎　201
グラム陰性桿菌　185
グラム陰性球菌　180
グラム陰性菌
　細胞壁　15
　細胞壁成分　12
グラム陰性スピリルム属病原菌　192

グラム染色法　15
グラム陽性桿菌　182
グラム陽性球菌　172
グラム陽性菌
　細胞壁成分　12
グランザイム　69
クリプトコッカス　38, 136
クリプトコックス症　204
クリプトスポリジウム症　208
グレーブス病　112, 122
クロイツフェルト・ヤコブ病　210
クロストリジウム属細菌　182
クロスプレゼンテーション　91, 141
クロモグリク酸　112
クローン選択説　56

ケ

形質細胞　68
形質転換　22
形質導入　22
血液型不適合輸血　113
結核　208
結核菌　133, 135, 196
結核菌群　195
血清病　114
ケモカイン　77, 100, 101
下痢原性大腸菌　185
原核生物　4
嫌気性菌　12
原虫　37, 136, 207
原虫感染症　207
原発性非定型肺炎　203

コ

コアグラーゼ　174
好塩基球　65
抗炎症薬　116

日本語索引

好気性菌　12, 14
口腔内レンサ球菌　176
抗原
　オプソニン化　84
抗原抗体反応　62
膠原病　120
交差提示　91
好酸球　65
抗酸菌　194
高親和性IgE受容体　110
酵素免疫測定法　156
抗体　153
　一次応答　54
　機能　84
　種類　82
　二次応答　54
抗体依存性細胞傷害作用　53, 60
抗体依存性細胞傷害反応　84, 85
抗体遺伝子
　再構成　97
抗体分子　80
好中球　65
後天性免疫不全症候群　127, 170, 208
抗HBsヒト免疫グロブリン　152
呼吸器衛生・咳エチケット　215
骨髄　64
古典経路　48, 62
コレラ　208
コレラ菌　186
　分類　187
コレラ毒素　27
混合ワクチン　148

サ

細菌
　遺伝子伝達　21
　構造　7, 11

細胞壁成分　12
増殖因子　14
増殖機構　9, 11
細菌外毒素
　作用機序　27
細菌毒素　26
サイトカイン　100
　細胞間ネットワーク　77
　造血細胞の分化・増殖　105
　免疫調節　104
サイトメガロウイルス　162
細胞外細菌　134
細胞質　8
細胞傷害性T細胞　69
細胞性免疫　59, 60
細胞内寄生細菌　133, 135
細胞壁　8
細胞膜　8
細胞溶解作用　49
殺菌　41
サフラニン対比染色　15
サルモネラ菌　135, 186
III型アレルギー　110, 112
サンドイッチ法　158

シ

ジアルジア症　208
シェーグレン症候群　120, 123
ジェンナー　145
シクロオキシゲナーゼ　116
シクロスポリン　131
シクロホスファミド　133
自己と非自己の認識　50
自己MHC拘束性　93
ジスルフィド結合　81
自然免疫　43
ジフテリア　151
ジフテリア毒素　27

死滅期　10
住血吸虫　137
重症筋無力症　121
重症複合型免疫不全症　126
従属栄養生物　3
宿主対移植片反応　130
樹状細胞　65, 68, 77, 141
種痘　152
腫瘍
　免疫療法　142
腫瘍抗原　139
照射法　40
消毒　40
消毒法　41
除菌　41
食細胞　71
指令説　58
シロリムス　132
真核生物　4
新型クロイツフェルト・ヤコブ病　212
真菌　136, 203
　性状　37
真菌症　203, 204
シングルポジティブ細胞　95
深在性真菌症　203
人体寄生虫感染症　208
C型肝炎ウイルス　165
C反応性タンパク質　47, 101
CCケモカイン　107
CD4$^+$T細胞　68
CD8$^+$T細胞　68
CRP　101
CXCケモカイン　107
J遺伝子　97

ス

水酸化アルミニウムゲル　156

水痘・帯状疱疹ウイルス 162
水痘ワクチン 151
スカベンジャー受容体 72
スクレーピー 212
ストレプトキナーゼ 177
ストレプトリジンO 27, 177
スーパー抗原 28
スピロヘータ 16, 199
スピロヘータ感染症 200
スペクチノマイシン 181

セ

性器クラミジア症 201
静菌 41
性行為感染症 180, 200
成人T細胞白血病 170
性線毛 21
生体防御反応 43
生命
　誕生 1
生理的バリアー 47
赤痢菌 185
赤血球系前駆細胞 105
接合 21
接種不適当者 151
接種要注意者 151
接触感染予防策 215
接触性皮膚炎 110
セフォジジム 181
セフトリアキソン 181
セラチア菌 216
セルソーター 159
全身性エリテマトーデス 110, 120
全身性強皮症 120
全身性自己免疫疾患 119
蠕虫 137, 207
先天性免疫不全症候群 124, 125
線毛 8

ソ

相補性決定領域 87
即時型アレルギー 111

タ

体液性免疫 59, 60, 61
タイコ酸 15
体細胞超変異 97
対数増殖期 10
大腸菌 185
タクロリムス 131
多型 90
多剤耐性緑膿菌 188
ダニ媒介性感染症 200
多発性硬化症 122
ダブルポジティブ細胞 95
単核食細胞 65
単球 65
単純ヘルペスウイルス 162

チ

チェディアック・東症候群 125
窒素固定菌 3
腟トリコモナス症 208
チフス菌 186
腸炎菌 186
腸炎ビブリオ 186
超可変領域 87
腸管凝集付着性大腸菌 185
腸管出血性大腸菌 185
腸管侵入性大腸菌 185
腸管毒 174
腸管病原性大腸菌 185
腸球菌 217
腸内細菌
　役割 18

腸内細菌科 19
腸内細菌叢 18

ツ

通性嫌気性菌 14
ツツガムシ病 201
ツベルクリン反応 113, 198

テ

定期接種 150
定常期 10
ディジョージ症候群 125
ディフェンシン 46, 52, 69
テセロイキン 142
テタノスパスミン 182, 184
テタノリシン 182
天然痘 146, 208
D遺伝子 97
D値 42
DNAウイルス 161
DPT三種混合ワクチン 184
DPTワクチン 151
T細胞 52, 65, 68, 76
　抗原認識 92
　分化と成熟 94
T細胞受容体 52, 76, 97
TCR複合体 94
Th1細胞 96

ト

トキソイド 148
トキソプラズマ 136
トキソプラズマ症 208
毒素原性大腸菌 185
毒素性ショック症候群毒素 174
独立栄養生物 3

日本語索引 223

トシリズマブ 142
突発性血小板減少性紫斑病 122
トラコーマ 201
トランスフェリン 46
トリパノソーマ 137
トロンボキサン 117
貪食 71
DOTS 戦略 198
Toll 様受容体 52, 72
　種類 51

ナ

内毒素 26
ナイーブT細胞 79
ナチュラルキラー細胞 68
生ワクチン 147

ニ

II型アレルギー 110, 112
二次応答 54, 144
二次結核 196
二次抗体 157
二重免疫拡散法 159
二次リンパ組織 64
日本紅斑熱 201
乳児ボツリヌス症 184
ニューモシスチス 38

ネ

ネガティブセレクション 95
ネズミチフス菌 187
粘膜関連リンパ組織 64

ノ

ノイラミニダーゼ 167
ノカルジア 16

ハ

パイエル板 65
肺炎球菌 134
肺炎マイコプラズマ 16
肺炎レンサ球菌 176
バイオフィルム 188
バイオレメディエーション 2
梅毒 201
梅毒トレポネーマ 16
ハイブリドーマ 154
肺胞マクロファージ 75
白癬 204
バクテリオファージ 35
橋本病 122
破傷風 151
破傷風菌 182
破傷風トキソイド 182, 184
パスツール 145
バセドウ病 122, 123
パターン認識受容体 52
白血球毒 174
白血球粘着異常症 125, 127
発疹チフスリケッチア 16
発熱毒素 177
パーフォリン 69
パラチフスA菌 186
バリアー 45
バンクロフト糸状虫 137
バンコマイシン耐性黄色ブドウ球菌 176
ハンセン病 198

ヒ

ヒアルロニダーゼ 178
ビオチン-アビジン増幅法 158
非結核性抗酸菌 195

微好気性菌 14
非ステロイド性抗炎症薬 116
微生物
　生態系 1
　役割 1
脾臓 64
ヒト白血球抗原 88
ヒト免疫不全ウイルス 170
ヒトT細胞リンパ球向性ウイルス 170
皮膚糸状菌症 204
飛沫感染予防策 215
肥満細胞 65
百日咳 151
病原性抗酸菌 195
表在性真菌症 203
表皮剥脱毒素 174
表皮ブドウ球菌 174
日和見感染菌 188
ヒンジ領域 87
B型肝炎ウイルス 162
B型肝炎ワクチン 152
B群レンサ球菌 176
B細胞 65, 68, 76
B細胞受容体 52, 76
BCG 接種 152
BCG ワクチン 198

フ

ファゴソーム 73
ファージ 23
風疹 151
不活化ワクチン 147
副経路 48
副刺激 94
腐生ブドウ球菌 174
物質循環
　生態系 2
物理的消毒法 41
物理的バリアー 47

ブドウ球菌　172, 173
ブラジキニン　119
プラズマ細胞　68
プラスミド　6, 23
プリオン　210, 211
プリオン感染症　210
プリオンタンパク質　210
プレドニゾロン　131
フレームワーク領域　87
フロイント　156
フローサイトメトリー　159
プロスタグランジン　116
プロテアーゼ　69
プロテアソーム　89
分子擬態　123
分泌片　87
V遺伝子　97

ヘ

ペプチドグリカン　8, 12, 13
ヘマグルチニン　167
ヘリコバクター・ピロリ　192
ペリプラズム　13
ペリプラズム層　15
ヘルパーT細胞　61
　分化　77
ヘルペスウイルス　137, 162
ベロ毒素　27, 186
ベンスジョーンズタンパク質　154
偏性嫌気性菌　14
偏性好気性菌　14
鞭毛　8
HEPAフィルター　205

ホ

放線菌　16

防腐　41
ポジティブセレクション　93, 95
補助刺激　94
補体　52
　活性化経路　48
　機能　49
　古典経路　48
補体欠損症　125, 126
補体受容体　72
ボツリヌス菌　182
ボツリヌス食中毒　183
ボツリヌス毒素　27, 182
ポリオ　146, 149
ポリクローナル抗体　154
ポーリン　13
ポンティアック熱　189

マ

マイコバクテリウム属　194
マイコプラズマ　16, 199, 200
マイコプラズマ肺炎　201
マクロファージ　62, 65, 68
　機能　74
マクロファージコロニー刺激因子　106
麻疹　149, 151
マスト細胞　65
マラリア　208
マラリア原虫　137
慢性甲状腺炎　122
慢性肉芽腫症　125, 126
マンソン住血吸虫　137
マンノース結合レクチン　48

ミ

ミエロペルオキシダーゼ　72, 75

ミコフェノール酸モフェチル　131, 142
ミコール酸　13, 195

ム

ムロモナブ-CD3　132

メ

メチシリン耐性遺伝子　175
メチシリン耐性黄色ブドウ球菌　175
滅菌　40
滅菌法　40
免疫
　細胞　64
　組織　64
免疫応答　133, 144
免疫寛容　133
免疫記憶　53
免疫グロブリンスーパーファミリー　88
免疫グロブリン様ドメイン　81
免疫担当細胞　67
免疫沈降法　160
免疫反応　50
　細胞間相互作用　76
　特異性　52
免疫不全　124
免疫抑制剤　130

モ

モノクローナル抗体　154

ヤ

薬害ヤコブ病　212

ユ

誘導期　10

ヨ

溶血毒素　174, 176, 177
予防接種　45, 144, 150
Ⅳ型アレルギー　110, 114

ラ

らい菌　195
ライム病　201
ラクトフェリン　46
ランゲルハンス細胞　66
卵嚢子　209
Lancefieldの血清分類　176

リ

リウマチ熱　179
リケッチア　16, 199
リケッチア感染症　200
リーシュマニア　136
リステリア菌　135
リソゾーム酵素類　72
リゾチーム　46
リツキシマブ　142
リピドA　15
リポ多糖　13
リポタンパク質　13
緑膿菌　134, 188, 217
淋菌　180
リン脂質　13
リンパ球　65
リンパ節　64

ル

ループス腎炎　123

レ

レクチン経路　48
レクチン様受容体　72
レジオネラ菌　135, 189
レジオネラ肺炎　189
レトロウイルス　170
レプトスピラ症　201
レンサ球菌　134, 172, 173, 176

ロ

ロイコトリエン　116
ろ過法　40

ワ

ワイル-フェリックス反応　191
ワクチン　147
ワッセルマン反応　159

外国語索引

A

ADCC 53, 60, 84, 85
AIDS 127, 170, 208
anergy 94
anti-streptolysin O 177
ASLO 177
ATL 170

B

BCR 52, 76
BSE 212

C

CDMZ 181
CJD 210
Clostridium botulinum 182
Clostridium tetani 182
co-stimulation 94
C-reactive protein 101
Creutzfeldt-Jacob disease 210
CRP 47
CTRX 181

D

diphtheria 151

E

EAggEC 185
EHEC 185
EIEC 185
ELISA 156
EPEC 185
EPO 106
ETEC 185

F

FcγR 85
FcεRI 110

G

G-CSF 106
GM-CSF 106
GVHD 130

H

HBIG 152
hemolysin 174, 176, 177
HHV 162
HIV 137, 170
HLA 88
H1N1 167
HTLV-1 170
human leukocyte antigen 88
HVGR 130
hyaluronidase 178

I

IFN 101
IFN-α 102
IFN-β 102, 136
IFN-γ 102, 135
IgA 83
IgD 83, 86
IgE 83, 86
IgG 83, 86
IgM 83, 85, 86
IL 101, 104
IL-2 104
IL-4 105
IL-6 105
IL-8 105
IL-12 105
ITP 122

L

leukocidin 174
LPS 13

M

MBL 48
M-CSF 106
measles 151
*mec*A 175
monoclonal antibody 154
MRSA 175
MS 122

N

NSAIDs 116

O

O157:H7　186

P

PBP2′　175
pertussis　151
polyclonal antibody　154
prion　210
PRR　52
pyogenic toxin　177

R

RA　120
RIA　160
rubella　151

S

SCID　126
sexually transmitted
　disease　180
SLE　120
SLO　177
SPCM　181
SPE　177
SS　120, 123
SSc　120
Staphylococcus　173
Staphylococcus aureus
　174
Staphylococcus
　epidermidis　174
Staphylococcus
　saprophyticus　174
STD　180, 200
Streptococcus　173
Streptococcus agalactiae
　176
Streptococcus mutans
　176
Streptococcus
　pneumoniae　176
Streptococcus pyogenes
　176
streptokinase　177

T

TAP　90
TCR　52, 76, 93
tetanus　151
TLR　51, 52, 72
toxic shock syndrome
　174
transporter associated with
　antigen processing　90
TSST-1　174

V

VRE　179
VRSA　176

CBT 対策と演習

微生物学・免疫学

定　価（本体 1,800 円＋税）

編者承認
検印省略

編　者	薬 学 教 育 研 究 会	平成 21 年 11 月 25 日　初 版 発 行Ⓒ
発行者	廣　川　節　男東京都文京区本郷 3 丁目 27 番 14 号	**平成 23 年 2 月 25 日　2 刷発行**

発 行 所　株式会社　廣　川　書　店

〒 113-0033　東京都文京区本郷 3 丁目 27 番 14 号

〔編集〕　電話　03(3815)3656　　FAX　03(5684)7030
〔販売〕　　　　03(3815)3652　　　　　03(3815)3650

Hirokawa Publishing Co.

27-14, Hongō-3, Bunkyo-ku, Tokyo

CBT対策と演習シリーズ

本シリーズは，CBTに対応できる最低限の基礎学力の養成をめざした問題集である．

　CBTでは平均解答時間は1問1分とされているが，解答時間が1分以上長くかかるもの，あるいは出題形式として好ましくない"誤りを選ぶもの"も例外的に含まれている．限られた紙面の中で，できるだけ多くの基本事項をより広く応用できるよう目指して作題した．

薬学教育研究会　編　　　　　A5判　各1,800円（税別）

有機化学	**医薬品化学**
分析化学	**薬剤学1** ―薬物動態学―
機器分析	**薬剤学2** ―製剤学―
物理化学	**衛生薬学Ⅰ，Ⅱ**
生化学	**薬事関係法規・制度**
薬理学	**微生物学・免疫学**

廣川書店
Hirokawa Publishing Company

113-0033　東京都文京区本郷3丁目27番14号
電話03(3815)3652　FAX03(3815)3650　http://www.hirokawa-shoten.co.jp/